主编 唐阳 卢琳 唐富

内科肿瘤与放射治疗

NEIKEZHONGLIUYU FANGSHEZHILIAO

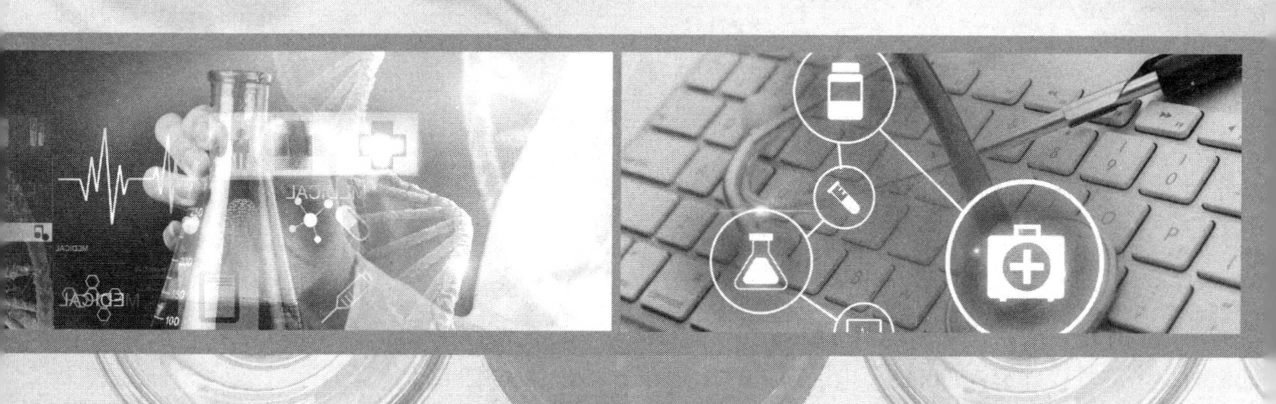

江西·南昌
江西科学技术出版社

图书在版编目（CIP）数据

内科肿瘤与放射治疗 / 唐阳，卢琳，唐富主编. --
南昌：江西科学技术出版社，2019.8（2023.7重印）
ISBN 978-7-5390-6888-6
Ⅰ.①内… Ⅱ.①唐… ②卢… ③唐… Ⅲ.①肿瘤－放射治疗学 Ⅳ.①R730.55
中国版本图书馆CIP数据核字（2019）第149275号

国际互联网（Internet）地址：
http://www.jxkjcbs.com
选题序号：**KX2019057**
图书代码：**B19120-102**

内科肿瘤与放射治疗 **唐阳　卢琳　唐富　主编**

出版发行　江西科学技术出版社
社址　南昌市蓼洲街2号附1号
邮编：330009　电话：（0791）86623491　86639342（传真）
印刷　永清县晔盛亚胶印有限公司
经销　各地新华书店
开本　787 mm × 1092 mm　1/16
字数　122千字
印张　8
版次　2019年8月第1版　2023年7月第2次印刷
书号　ISBN 978-7-5390-6888-6
定价　42.00元

赣版权登字-03-2019-200

前 言

肿瘤(tumor)是机体在各种致癌因素作用下,局部组织的某一个细胞在基因水平上失去对其生长的正常调控,导致其克隆性异常增生而形成的新生物(neogrowth),因为这种新生物多呈占位性块状突起,也称赘生物(neoplasm)。内科肿瘤学(Medical Oncology)是一门正在迅速发展中的学科。其主要任务是应用药物,内分泌,生物和基因治疗为肿瘤病人服务。在过去半个世纪,肿瘤内科治疗已经建立了一些重要的生物学和药理学概念,包括肿瘤负荷的大小、细胞的异质性、耐药、给药方法和剂量强度、宿主因素等对疗效的影响;以及综合应用化疗、内分泌治疗、或生物治疗等所取得的成功。

目前,放射治疗已成为恶性肿瘤的主要治疗手段之一,据国内外文献的报道,所有恶性肿瘤患者的70%左右,在病程的不同时期都需要作放射治疗。有些肿瘤单纯放射治疗能够治愈,如Ⅰ期鼻咽癌单纯放射治疗的5年生存率达到95%左右,局部晚期鼻咽癌选择以放射治疗为主的同步放化疗5年生存率也提高到60%~70%左右。早期声门型喉癌、口腔癌、宫颈癌可首选放射治疗,同时放射治疗与化疗/手术综合治疗在头颈部肿瘤器官功能保全治疗中起到重要作用。本书系统介绍了临床常见肿瘤疾病及其放射治疗措施,作为临床肿瘤治疗可参考的资料,望广大读者品评与指摘。

目 录

第一章　临床肿瘤基础

第一节　肿瘤分子生物学

一、肿瘤细胞的物质代谢

肿瘤细胞的最基本的生物学特征就是恶性增殖、分化不良、浸润和转移等。这些恶性行为与肿瘤的特殊生化代谢过程密切相关。细胞癌变是从致癌因素引起靶细胞的基因突变开始的，基因突变引起基因表达异常，导致细胞中蛋白质和酶谱及其功能的改变，酶是物质代谢的催化剂，当酶功能和活性发生重大变化时，必然引起物质代谢的改变。

(1)糖代谢的改变

肿瘤细胞糖代谢的改变主要表现为酵解明显增强。正常肝组织在有氧条件下由氧化供能约占99%，而酵解供能仅占1%，但肝癌组织中糖酵解供能可高达50%。

(2)核酸代谢的改变

肿瘤组织中RNA及DNA合成速率皆比正常组织高，而分解速率则下降。

(3)蛋白质代谢的改变

肿瘤相关的标志酶或蛋白，如胚胎性蛋白质合成速率增快。相反，与细胞分化相关的酶或蛋白合成则会减少或几乎消失。

总之，与肿瘤细胞恶性增殖相关的生物化学代谢特点是：合成细胞结构成分的代谢途径明显增加；细胞成分及合成原料的分解代谢途径明显降低，酵解增加。

二、肿瘤细胞酶学的改变

肿瘤组织中某些酶活性增高，可能与生长旺盛有关；有些酶活性降低，可能与分化不良有关。例如肝癌病人在血中γ⁻谷氨酰转肽酶、碱性磷酸酶、乳酸脱氢酶和碱性磷酸酶的同功异构酶均可升高；骨肉瘤的碱性磷酸酶活性增强而酸性磷酸酶活性弱；前列腺癌的酸性磷酸酶可升高；肺鳞状细胞癌的脂酶活性随分化程度降低而减弱。

由于癌细胞的新陈代谢与化学组成都和正常细胞不同，可以出现新的抗原物质。有些恶性肿瘤组织细胞的抗原组成与胎儿时期相似，如原发性肝癌病人血清中出现的甲种胎儿球蛋白（AFP），AFP 的特异性免疫检查测定方法是肝癌最有诊断价值的指标。结肠癌的血清癌胚抗原（CEA）；胃癌的胃液硫糖蛋白（FSA）、胃癌相关抗原（GCAA）、a2 糖蛋白（a2GP）也可作为诊断参考。此外，绒毛膜上皮癌和恶性葡萄胎可检测到绒毛膜促性腺激素。

蛋白激酶与细胞的增殖和分化有密切的关系，如 PKA、PKC 和 TPK 三种蛋白激酶活化后都可通过间接的机理促进蛋白质和 DNA 的合成，增强某些细胞基因如 c－myc/c－fos 的转录。但 PKA 的活性增强常在细胞分化性增殖即良性增殖时发生，而去分化性增殖或恶性增殖时则往往伴有 PKC 和 TPK 活力的上升。在人类原发性肝癌中发现 PKC 在胞液和颗粒组分中分别是正常肝的 8.5 倍和 5.9 倍。

三、肿瘤细胞膜的变化及其生化基础

细胞癌变后肿瘤细胞膜上组分发生改变，较重要的是糖蛋白及糖脂结构的改变。常见大分子量糖蛋白消失及糖脂链缺损。糖链上唾液酸和岩藻糖的含量明显增多。这些改变与肿瘤的增殖、转移及免疫特性有密切关系。而质膜组成与结构的改变则导致对糖、氨基酸等营养物质的通透加快，接触抑制的丧失，细胞间黏着性减弱，细胞间交联和信息传递异常以及细胞表面特异受体和调控等机能的障碍等。这些变化反映在肿瘤的恶性行为上则表现为不受控制的增长、侵袭和转移。

（1）细胞通透性异常

癌细胞膜的通透性表现异常，如癌细胞对某些糖类及氨基酸的运送比相应的正常细胞多，以致癌细胞能快速生长。

（2）接触抑制降低或消失

迅速生长的肿瘤细胞表面蛋白酶活性增强。由于蛋白酶可使细胞膜表面的糖蛋白水解，使带有糖链的多肽片段脱落下来，以至细胞不易粘着，接触抑制也消失，故蛋白酶可促细胞分裂，而蛋白酶抑制剂可抑制细胞分裂。

（3）与植物凝集素起凝集反应

植物凝集素使转化细胞发生凝集，而相应的正常细胞在同样条件下则不凝集。与植物凝集素作用的肿瘤细胞可显示出接触抑制现象。

（4）细胞膜黏着力降低

癌细胞膜表面黏着力显著降低，其机械黏着力为正常上皮细胞的 1/5～1/3。因此癌细胞容易从原发部位脱离而发生侵袭和转移。

四、肿瘤标志物和生化诊断

（一）肿瘤标志物

是指那些与恶性肿瘤有关的能用生物学或免疫学方法进行定量测定的，并能在临床肿瘤学方面提供有关诊断、预后或治疗监测信息的一类物质。肿瘤标记物通常是由恶性肿瘤细胞所产生的抗原和生物活性物质，可在肿瘤组织、体液和排泄物中检出。

（二）按肿瘤标志物的生化性质分类

酶与同工酶类，如一谷氨酰转肽酶、醛缩酶、乳酸脱氢酶；蛋白质类：如癌胚抗原、甲胎蛋白等；肿瘤代谢物：如多胺、儿茶酚胺代谢产物；激素：如人绒毛膜促性腺激素、降钙素等；癌基因和抗癌基因类：如 p53 的点突变、Ras 基因的点突变。

（三）肿瘤标志物在临床上的应用

原发肿瘤的发现；肿瘤高危人群的筛选；良性和恶性肿瘤的鉴别诊断；肿瘤发展程度的判断；肿瘤治疗效果的观察和评价；肿瘤复发和预后预测。

临床上诊断肿瘤，要求标志物有高的特异性和灵敏度，并且其含量与肿瘤的大小、进展程度呈正比。对于某一特定的肿瘤患者，可能应用几种特异性较高的标志物进行联合生化诊断，以提高诊断率和准确率。

五、肿瘤发生的一般机制

肿瘤是环境因素和遗传因素相互作用导致的一类疾病。大多数的环境致病因素如饮食、病毒、化学物质、射线的致癌作用都是通过影响遗传基因起作用的。对结肠癌的研究证实，癌的发生发展是一个涉及多个基因的多阶段过程。在家族性结肠息肉（FPC）中抑癌基因 APC 发生突变形成良性的腺瘤。随后，KRAS2 突变使其增生加速，DCC 发生缺失、TP53 缺失使其转变成恶性的结肠癌。最后，nm23H1 的缺失使其完成转移过程。

第二节　肿瘤病理学和细胞学

肿瘤是机体细胞在内外致瘤因素长期协同作用下导致其基因水平的突变和功能调控异常，从而促使细胞持续过度增殖并导致发生转化而形成的新生物。

一、肿瘤的异型性

1. 病理学概念

肿瘤的异型性是指肿瘤的细胞形态和组织结构与其同源组织的正常形态和结构比较所产生的不同程度的差异。

2. 肿瘤组织结构的异型性

良性肿瘤组织的异型性不明显，一般都与其发源组织相似。恶性肿瘤的组织结构异型性显著，组织学表现为肿瘤的主质与间质成分分布紊乱，肿瘤细胞失去了原有的正常排列极向或层次。

3. 肿瘤细胞的异型性

①细胞的多形性；②细胞核的多形性；③细胞核浆比例的异常；④细胞核染色质异常；⑤细胞内生化、组化特性的异常；⑥细胞超微结构的异常。

二、肿瘤的生物学特性

1. 肿瘤的分化

分化的概念：原始幼稚细胞在个体发育过程中，逐渐进化为成熟组织的过程，包括组织的结构、细胞的功能、代谢等。肿瘤的分化：表示肿瘤细胞相对成熟程度，肿瘤细胞分化越好提示其组织学形态结构与其同源的正常组织越近似；分化差表示其分化幼稚，甚至完全丧失了同源组织的正常结构功能和形态特征。对大多数肿瘤而言，分化程度低一般可提示肿瘤的恶性程度高。

2. 肿瘤的生长

①膨胀性生长；②外生性生长；③浸润性生长。

良性肿瘤多数以膨胀性或外生性生长方式为主，形态表现为结节状，界限清楚，包膜完整，不侵袭周围正常组织，一般缓慢生长，不明显破坏器官的结构和功能，但可对局部器官、组织造成压迫或阻塞。

浸润性生长方式是恶性肿瘤的共性，在体表或腔道可表现为外生性、乳头状、菜花状；浸润性生长的肿瘤无包膜，界限不清，难以确认范围，生长迅速，侵袭性强，浸润周围组织，破坏正常组织器官结构，导致功能障碍。

3. 肿瘤的扩散

①局部浸润；②直接蔓延；③血型播散。

4. 肿瘤的转移

肿瘤细胞可直接浸润组织间隙形成直接蔓延或种植性播散，也可能侵入组织间淋巴管或血管，早期形成脉管瘤栓、区域淋巴结转移，晚期导致远处器官或组织的转移性肿瘤。

三、良恶性肿瘤的区别

良性肿瘤和恶性肿瘤在生物学特点上是明显不同的。可以从组织分化程度，核分裂，生长速度，生长方式，继发改变，转移，复发和对机体的影响几方面加以区别。见表1－1。

表1－1 良恶性肿瘤对比

生物特性	良性肿瘤	恶性肿瘤
生长方式	膨胀性或外生性	侵袭性
生长速度	缓慢	迅速
边界、包膜	清楚/有包膜	不清楚/无包膜
侵袭性	无，少数局部浸润	侵袭、蔓延
转移	不转移	转移
复发	完整切除不复发	易复发

四、肿瘤的命名和分类

1. 命名

一般根据组织发生即组织来源来命名。有时还结合组织形态特点命名。

2. 分类

肿瘤的分类通常是以其组织发生为依据（即来源于何种组织），每一类别又分为良性与恶性两大类。

3. 肿瘤分类和命名原则

发生组织：如上皮、间叶、神经外胚叶、生殖细胞、淋巴造血组织、内分泌细胞、胚胎残余等等。

部位器官：头颈部，消化系统，呼吸系统，淋巴造血系统，泌尿生殖器官，中枢神经系统，涎腺，等等。

分类标准：确切、客观地体现肿瘤的生物学特征，分类标准具备良好的可重复性和广泛的应用性。

命名规则：构成元素包括肿瘤的发生组织，部位器官，以及良恶性词汇。

部分肿瘤称之为“母细胞瘤”，其中包括良性和恶性肿瘤：如胶质母细胞瘤，神经母细胞瘤（恶性）；软骨母细胞瘤（良性），等等。某些恶性肿瘤也称为“瘤”，如淋巴瘤，内胚窦瘤，精原细胞瘤，等等。性质介乎于良性和恶性之间的一类肿瘤归纳为交界性肿瘤，如卵巢交界性浆液性或黏液性囊腺瘤，等等。

少部分肿瘤或肿瘤相关性病变目前仍采用描述性命名，如血管平滑肌脂肪瘤，恶性纤维组织细胞瘤，巨细胞性血管纤维瘤，侵袭性纤维瘤病，手术后梭形细胞结节等等（去掉一个等）。还有一部分肿瘤仍沿用了最初的姓氏命名，如 Warthin 瘤，Wilms 瘤，Krukenberg 瘤，Bowen 病，Hodgkin 病，Kapasis 肉瘤，等等。

五、恶性肿瘤的早期改变

1. 癌前疾病

是指一类统计学上具有明显癌变危险的疾病；如结肠家族性腺瘤性息肉病。癌前病变：是指一类可能发展为恶性肿瘤的前驱阶段病变，如不治疗即可能转变为癌；如鳞状上皮重度不典型增生/原位癌。

2. 上皮内瘤变（intraepithelia neoplasia）

包含各类上皮的非典型增生性病变，组织学表现为上皮内细胞不同程度的异型增生（dysplasia）。上皮内瘤变分为轻度、中度和重度（即高级别：high grade）三级。高级别上皮内瘤变提示为癌前病变，包括以往描述的上皮重度不典型增生和原位癌，病变具有高癌变危险性和不可逆转性。

3. 原位癌

同上所述。组织学表现为上皮细胞重度不典型增生，其病变程度已达到累及上皮全层，但上皮基底膜结构完整，病变未浸润基底膜以下的组织。

4. 早期癌

一般特指消化道的浅表浸润性癌（TNM 分期：Tis）。如早期食管癌：食管黏膜内癌或黏膜下癌，尚未发生区域淋巴结转移。

六、癌与肉瘤的区别

从组织来源，发病率，大体特点，组织学特点和转移方式等加以区别，见表 1－2。

表 1－2　癌与肉瘤的区别

鉴别要点	癌	肉瘤
组织来源	上皮组织	间叶组织
发病率	较常见，约为肉瘤的 9 倍，多见于 40 岁以上的成人	较少见，大多见于青少年
大体特点	质较硬，实质与间质分界清楚，纤维组织有增生	肉瘤组织多弥漫分布，实质内血管丰富纤维组织少

续表

鉴别要点	癌	肉瘤
组织结构	实质与间质分界清楚,巢片状结构,纤维增生	瘤细胞弥漫分布实质与间质分界不清,间质富于血管,缺乏纤维成分
网状纤维	瘤细胞间多无网状纤维	肉瘤细胞间多有网状纤维
转移途径	多经淋巴道转移	多经血道转移

七、内分泌系统肿瘤

1. 常见部位器官及组织学类型

常见部位或器官:呼吸系统,消化系统,胰腺,甲状腺C细胞,肾上腺,垂体,以及弥散神经内分泌系统(APUD tumours),等等。

常见组织学类型:类癌,小细胞癌,甲状腺髓样癌,胰岛细胞瘤,肾上腺嗜铬细胞瘤,颈动脉体瘤,等等。

2. 病理特征

肿瘤细胞丰富、间质成分较少并富于血管或血窦是内分泌肿瘤的共同特征,同时还具有肿瘤细胞缺乏异型性、细胞核缺乏多形性、少见有坏死以及核分裂象罕见的共性;但这些共同的组织学特征在小细胞癌例外。相反,小细胞癌具有缺乏分化特征,坏死显著,核分裂象活跃,预后差等特征。

八、多种组织构成的肿瘤

1. 病理学概念

不同源组织构成的肿瘤。

2. 常见组织学类型

畸胎瘤;癌肉瘤;纤维上皮性肿瘤。

九、肿瘤的病理学检查方法

1. 常规检查方法

脱落细胞学检查;活体组织检查。

2. 组织化学染色方法和应用

通过组织化学染色的方法检测肿瘤细胞质中某种物质的存在,用于鉴别肿瘤组织来源和类型,如黏液、糖蛋白、黑色素、含铁血黄素等。

3. 免疫组化染色方法和应用

应用抗原与抗体特异性结合的免疫学原理,通过化学反应使标记抗体的显色剂

(荧光素、酶、金属离子、同位素)显色来确定组织细胞内抗原(多肽和蛋白质),对其进行定位、定性及定量的研究,从而达到鉴别肿瘤组织来源和亚型分类的目的。

4. 肿瘤标志物及其检测意义

肿瘤标志物是由肿瘤组织自身产生的、具有特异性识别功能的生化物质,通过检测它们的存在和表达情况,可以间接地反映肿瘤的组织学来源和生物学特性,从而鉴别肿瘤的不同组织学类型或亚类。目前,某些肿瘤治疗方案的确立也依据特异性肿瘤标志物的表达情况。

第三节　肿瘤流行病学

一、基本概念

(一)定义

肿瘤流行病学是研究肿瘤在人群中的分布规律,流行原因和预防措施的一门学科。

(二)任务

肿瘤流行病学的主要任务是掌握癌情,探讨肿瘤的病因,预防肿瘤发生的措施以及考核肿瘤预防措施的效果。

(三)研究对象

以群体为对象,而不是临床上的某个显性病人。肿瘤流行病学研究立足于总体,即观察的对象不仅限于临床的显性肿瘤患者,隐性患者,还包括处于癌前状态的患者

(四)常用的流行病学研究方法

流行病学研究方法的分类目前有多种,从流行病学研究的性质来分,大致可分为描述流行病学研究、分析流行病学研究、实验流行病学研究、理论性研究四大类。

描述流行病学研究主要有横断面研究、生态学研究等方法。

分析流行病学研究主要有病例对照研究、队列研究等方法。

实验流行病学研究主要有临床实验、现场实验、社区干预等方法。

理论性研究主要有理论流行病学、流行病学方法研究等。

（五）肿瘤流行病学研究资料来源

1. 肿瘤的登记报告

主要包括以人群或医院为基础的登记报告，是掌握肿瘤发病，死亡动态的一种基本方法。

2. 肿瘤死亡回顾调查

对既往居民死亡及死亡原因的调查。它可以在较短时间内获得关于较大地区内居民的死亡情况和死因全貌的资料，尤其对恶性肿瘤的流行病学调查有很大的帮助。

3. 肿瘤患病情况调查

反映该地区恶性肿瘤发病水平和分布的特点。

4. 肿瘤病理资料

在既无登记报告资料又无肿瘤普查资料时，病理诊断材料有时可提供有用线索。

（六）恶性肿瘤负担的描述指标

1. 肿瘤发病率

是指一定时间内，某特定人群中某种恶性肿瘤新发病例出现的频率。计算发病率时，可根据研究疾病及研究问题的特点来选择时间单位，恶性肿瘤一般以年为时间单位，常以 10 万分率来表示。计算公式如下：

$$\text{肿瘤发病率} = \frac{\text{一定时期某人群某恶性肿瘤新发病例数}}{\text{同时期暴露人口数}} \times 100000/10\text{万}$$

2. 肿瘤患病率

也称为现患率、流行率。是指在特定时间内，特定人群中某种肿瘤新旧病例数所占的比例。计算公式如下：

$$\text{肿瘤发病率} = \frac{\text{特定时期某人群某恶性肿瘤新旧病例数}}{\text{同期观察人口数}} \times 100000/10\text{万}$$

其与发病率的区别表现在以下两个方面：①患病率的分子为特定时间内所调查人群中某种肿瘤的新旧病例数，而发病率的分子为一定时间内暴露人群中新发生的病例数。②患病率是由横断面调查获得的疾病频率，衡量肿瘤存在和流行的情况，是一种静态指标。而发病率是由发病报告或队列研究获得的疾病频率，衡量疾病的出现，为动态指标。

患病率主要受发病率和病程的影响。如果某地某病的发病率和病程在相当长的时间内保持稳定，则患病率、发病率和病程三者之间存在如下关系：

患病率 = 发病率 × 平均病程

患病率升高和降低的意义视各种疾病的实际情况而定。如某种肿瘤的患病率增高,既可以是发病率真的增高,也可以是因治疗的改进使患者寿命延长所致。因此,患病率的资料要结合发病率、治愈率等方面的资料进行综合分析,才能做出正确的结论。

3. 肿瘤死亡率

是指某人群在一定时期内死于某种肿瘤的人数在该人群中所占的比例。肿瘤死亡率是测量人群某种肿瘤死亡危险的常用指标。其分子为某种肿瘤的死亡人数,分母为该人群年平均人口数。计算公式如下:

$$\text{肿瘤死亡率} = \frac{\text{某人群某年某恶性肿瘤死亡例数}}{\text{该人群同年平均人口数}} \times 100000/10\text{万}$$

4. 构成比与率的区别

构成比说明某一事物内部各组成部分所占的比重或分布,常以百分数表示,构成比的分子部分包括在分母部分,因此,构成比不能说明某事件发生的频率火者强度,不同地区、不同条件下的构成比不能当作率使用,这种构成比也不能相互比较。构成比的计算公式为:

$$\text{构成比} = \frac{\text{某一组成部分的数值}}{\text{同一事物各组成部分的数值总和}} \times 100\%$$

5. 标准化率

在分析肿瘤发病/死亡率的动态变化或比较不同地区、单位、职业的肿瘤发病率时要考虑到人口的性别、年龄等其他因素构成的影响。即不同地区人群之间的发病/死亡率的比较必须经过标准化的处理方可进行。

二、恶性肿瘤的流行情况

恶性肿瘤是全球第三大死因。世界卫生组织 2002 年统计资料表明,全球恶性肿瘤新发病例 1090 万,死亡人数 670 万,现患人数 2460 万。2005 年统计恶性肿瘤死亡人数已经上升到 760 万。全球因恶性肿瘤死亡的人数已占总死亡人数的 12%,20 年后全球每年死于恶性肿瘤的人数将达到 1000 万,每年新增人数达 1500 万。此外,恶性肿瘤是造成全球 15~64 岁工作年龄人口死亡和伤残的第一位原因。

目前全世界发病率最高的恶性肿瘤是肺癌,每年新增患者 120 万,占肿瘤死亡的 17.8%。其次为乳腺癌,每年新增患者 100 万;随后依次为结直肠癌(94 万人)、胃癌(87 万人)、肝癌(56 万人)、宫颈癌(47 万人)、食管癌(41 万人)。其中危害最严重的为肺癌、胃癌和肝癌,分别占恶性肿瘤死亡的 17.8%,10.4% 和 8.8%。

三、肿瘤的预防与控制

(一)概述

无论在发达国家或发展中国家,恶性肿瘤的危害不容忽视,由于人口的老龄化等原因,使得恶性肿瘤增长的趋势不减,恶性肿瘤的预防与控制已经成为世界各国无法回避的公共卫生问题。

在环境因素致癌的理论提出后,人们发现80%～90%的肿瘤是由环境因素造成的,包括生活方式、膳食、社会经济和文化等。因此从理论上说大部分人类肿瘤是可避免的。已有的研究表明:癌症的死亡中1/3与吸烟有关,1/3与不合理膳食有关,其余1/3与感染、职业暴露及环境污染等有关,仅1%～3%为遗传因素所致。这种定量的估计为癌症的预防与控制提供了明确的思路。

WHO提出的"1/3肿瘤病人可以预防、1/3肿瘤病人可以治愈、1/3肿瘤病人可以延长生命提高生存质量"是对肿瘤预防与控制工作的高度概括,也是肿瘤防治工作为之努力的目标。

(二)恶性肿瘤的三级预防措施

1.肿瘤的一级预防(即病因学预防)

是指对一般人群消除或降低致癌因素,促进健康,防患于未然的预防措施。有效的以及预防措施包括以下几个方面:

戒烟:吸烟与肺癌等癌症的因果关系已被全球多次流行病学研究所确定,提供了迄今为止人类预防癌症的最好机会,并为若干发达国家的实践所证实。控制吸烟可减少大约80%以上的肺癌和30%的总癌死亡。20世纪90年代美国男性肺癌的发病及死亡率的下降趋势带动了90年代美国肿瘤的总发病及死亡也呈下降趋势,归功于大规模的戒烟。

合理膳食:膳食的作用具有普遍性,研究的焦点主要集中于膳食内脂肪和维生素的摄入。食用大量蔬菜和水果,会减少某些肿瘤的发生。

节制饮酒:饮酒会诱发许多肿瘤,主要咽、口腔、食管,并与吸烟有协同作用。

免疫接种:已明确证实人乳头瘤病毒(HPV)与女性子宫颈的癌的发生有关、乙肝病毒(HBV)增加原发性肝癌的危险。由WHO资助的抗HBV感染的疫苗接种预防新生儿乙型肝炎进而降低肝癌发生的试验已在我国启东进行了18年。HPV疫苗预防子宫颈癌已经进入三期临床试验。

防止职业癌:如防止工作环境中的电离辐射、石棉等。

健康教育健康促进：把已知的肿瘤的危险因素、保护因素通过各种形式、途径告诉广大群众，使他们建立合理的饮食习惯、健康的生活方式等。

2. 肿瘤的二级预防（即发病学预防）

是指对特定高风险人群筛检癌前病变或早期肿瘤病例，从而进行早期发现，早期预防和早期治疗，其措施包括筛查和干预实验。

宫颈癌筛查：宫颈涂片已取得了广泛的认同，是降低宫颈癌死亡率的首选方法。高危性 HPV 检测目前在许多国家已开始用于高风险人群筛查。

乳腺癌的筛查：在拍片技术比较高的条件下对乳房拍片，可降低乳腺癌死亡率；向群众教授乳房自检。

结直肠癌筛查：大便隐血（FOB）筛查早期结直肠癌；乙状结肠镜普查可明显降低死亡率。

胃癌的普查：胃癌的内镜筛查在日本已取成功，使早期胃癌的发现率超过 40%。

食管癌的早期诊断和治疗：我国林县开展的内镜下碘染色 + 指示性活检筛查食管癌，取得了良好的效果。检查发现的食管上皮重度不典型增生/原位癌可采取内镜黏膜切除、氩离子凝固治疗等微创治疗，效果良好。

3. 肿瘤的三级预防

是指对现患肿瘤病人防止复发，减少其并发症，防止致残，提高生存率和康复率，以及减轻由肿瘤引起的疼痛等措施，如三阶梯止痛、临终关怀等。

第四节　肿瘤病因学

一、对癌变的认识

随着近代科学技术特别是 20 世纪生物医学的飞速发展，人类对肿瘤病因的认识已经深入到了细胞水平和分子水平。根据现代细胞生物学观点，肿瘤是一类细胞疾病，其基本特征是细胞的异常生长。由于每个肿瘤都起源于单一细胞，所以肿瘤细胞的恶性行为是通过细胞增殖传递给子代细胞的，这表明肿瘤是涉及遗传物质（DNA）结构和功能改变的疾病。说肿瘤是涉及 DNA 结构和功能的疾病，是指肿瘤的发生与形成肿瘤的那些细胞的 DNA 损伤密切相关。从肿瘤的基本特征及其定义出发，理论上，任何引起 DNA 损伤并最后导致细胞异常生长和异常分化的物质，都是潜在的致癌因素。

二、致癌病因

绝大多数肿瘤是环境因素与细胞的遗传物质相互作用引起的。环境因素是指诸如香烟、膳食成分、环境污染物、药物、辐射和感染原等。其中以饮食因素的比重比较大，例如来自高盐饮食摄入国家的多项研究证明了高盐饮食具有增强化学物质的致癌作用。其机制可能是高盐饮食破坏了胃黏膜的保护层，引起退行性反应性炎症，增加DNA 加合物的形成和细胞增殖。一般把环境致癌因素分为三大类，即生物（主要是病毒）、物理（主要是辐射）和化学：①致癌病毒可分为 DNA 病毒和 RNA 病毒两大类；②物理致癌物包括电离辐射、紫外线、石棉等；③化学致癌物包括直接致癌物、间接致癌物和促癌物三大类。

所谓直接致癌物，是指这类化学物质进入体内能与体内细胞直接作用，不需代谢就能诱导正常细胞癌变的化学致癌物。所谓间接致癌物，是指这类化学物质进入体内后需经体内酶活化，变成化学性质活泼的形式方具有致癌作用的化学致癌物。促癌物单独作用于机体内无致癌作用，但能促进其他致癌物诱发肿瘤形成。

这些物质进入细胞后可造成 DNA 损伤，DNA 损伤如果不能被及时和有效的修复将导致细胞突变。人体中主要的 DNA 修复系统有碱基切除修复系统、核苷酸切除修复系统、同源重组修复系统、错配修复系统和其他单基因修复机制。原癌基因和肿瘤抑制基因的发现，为认识 DNA 损伤与细胞生长失控之间的联系提供了桥梁。这两类总数过百的基因，在组织中相互协作，负责调控细胞的生长和分化。如果突变发生在这两类基因上并且不断累积的话，就有可能通过一系列机制导致细胞生长失控而发生癌变。

三、癌变过程

细胞癌变是一个多阶段的过程，这个过程包括以一系列基因突变事件为特点的启动阶段；然后是已启动的细胞的克隆选择和扩展，在促癌剂的作用下形成界限明显的癌前病灶，此阶段为促进阶段，这个阶段是漫长的，是癌变的限速步骤，而且可能是可逆的。癌前病变进一步发展，形成具有高度侵袭性的肿块，并常常伴有向其他部位转移的特征，这个阶段为进展阶段。在这个阶段，DNA 损伤更加广泛而严重，常见有多发的染色体缺失、断裂、异倍体等现象。在动物实验中，可人为造成这种连续有序、而不重复的三个阶段，然而，对于暴露于复杂环境因素的人类，则不大可能存在这种界限明显的情形。细胞癌变的发生是导致细胞稳定性丧失的基因改变不断累积的结果。

病理学研究已经发现,在自然状态下,靶组织中常常同时存在程度不同的不典型增生细胞和具有恶性行为的癌细胞。

癌的发生和发展受遗传的和获得的因素的影响。暴露于致癌物是导致癌发生的主要原因,然而同样暴露于致癌物,有些人发生癌症而另一些人则能活过正常生命期,提示存在个体易感性。决定癌症易感性的遗传因素主要包括一些罕见的、高度外显的种系基因突变(如家族性乳腺癌/卵巢癌、Li – Fraumeni 综合征和着色性干皮病等),以及一些常见的致癌物代谢基因多态(如 CYP1A1、CYP2E1 和 GSTM1 等),DNA 修复基因多态(如 XPD、ADPRT 和 XRCC1 等)和细胞增殖及凋亡控制基因多态(如 Fas、FasL 和 MDM2 等)。此外,年龄、性别、免疫和营养状况等非遗传因素,也可通过生理和病理状态以及激素作用等途径,影响个体对癌症的易感性。对癌症易感基因的研究有助于了解导致较常见散发性肿瘤发生的机理;建立针对受癌症易感基因影响的生长调节途径或 DNA 修复途径的方法;产生同时适用于遗传性和散发性肿瘤的新型治疗手段;评价化学预防或筛选策略。

众所周知,不同人种或民族的各种肿瘤的发生率和肿瘤谱有很大的差别,其原因除了与环境因素有关外,遗传背景尤其是基因多态的差异毫无疑问也是重要的决定因素。研究证明一些基因的单核苷酸多态具有显著的人种和民族的特异性。如果所涉及的基因确实与癌症的发生和发展有关的话,那么这种基因多态频率的差异显然会造成不同人种或不同人群癌症易感性的差异。例如,NAT2 慢代谢型频率在白人中约50%,黑人中约35%,而亚洲黄种人中只有约10%,这种差异与这三种人群的膀胱癌发生率趋势一致,即白种人 > 黑种人 > 黄种人。在美国,白人和黑人以及不同民族的白人之间肺癌发病率有很大差异,此种差异无法用吸烟的差别来解释,而可能与遗传背景的差异有关。总之,越来越多的研究证明,癌症不仅仅是环境因素引起的,个人的遗传易感性因素也是导致肿瘤发生的重要原因。但是,肿瘤的发生和发展涉及多因素的作用、多步骤形成和多基因的参与,因此,不可能有哪一个人类种群对癌症不易感,也不可能有哪一个人类种群始终比其他人类种群对肿瘤更易感。在论及肿瘤病因和遗传易感性时,不能离开特定的人群和环境两个背景,更不能把一个特定人群的研究结果简单地外延到另一个不同的人群。

综上所述,不同个体对环境致癌的易感性不同,这种易感性是由许多遗传的和非遗传的因素构成的;环境与基因之间的相互作用非常复杂,它所涉及的不只是单基因的作用而是多基因的联合作用。癌症遗传易感因素研究结果对阐明癌症发生的机理和防治具有极其重要的意义。首先,它可直接用于鉴定环境危险因素,使癌症病因研究中的因果关系和作用机制更加明确。其次，它可被用于鉴别高风险个体，使预防的对象更加明确。第三，它可指导临床实践，如对高度易感性患者进行定期体检或有效普查以获得早诊早治。第四，它最终将为临床早期检测癌症提供新的、更简易的和更可靠的方法。此外，癌症遗传易感性相关知识可用于指导易感个体改变不良生活方式（如戒烟）以避免或最大限度地减少暴露于致癌物的机会。

第五节 肿瘤的TNM分期

和其他疾病一样，肿瘤临床分期的目的是反映疾病的发展阶段，从而为制定治疗计划和估价预后提供依据。目前临床常用的主要是TNM分类，由法国学者Pierre Denoix在1943到1952年间发展，1952年国际抗癌联盟（UICC）为了统一肿瘤学登记、统计和分类，成立了“肿瘤命名和统计学会”。以后在1953年与国际放射学大会成立的“国际肿瘤分期和治疗效果评定委员会”联合召开会议，一致同意将TNM分类系统为肿瘤临床分类的方法，并制订所有部位肿瘤的分类方法。1958年首先出版了乳腺癌和喉癌临床TNM分期和疗效评价的方法。1960－1967年间出版了9本小册子23部位的分类建议，1968年综合为一册专著。另一个在癌症分期方面做出重要贡献的组织是美国癌症联合会（AJCC），它组织了包括临床、统计和登记领域专家的专门工作组，全面深入地设计和不断修订完善了癌症的TNM分期方案，它于1977年出版了第一版癌症分期手册。UICC对AJCC的工作表示了肯定，两个组织成为合作伙伴，在20世纪80年代中期UICC和AJCC分别出版了TNM分类方法《国际抗癌联盟肿瘤TNM分期》和《AJCC癌症分期手册》两本书，标志着有关癌症TNM分期在国际上达成一致，得到各国癌症机构的承认。两本书经修订补充后多次再版，至2002年已出版了第六版，目前《AJCC癌症分期手册》已译成中文版发行。

一、TNM分期的原则

20世纪中叶TNM形成的初期，手术是肿瘤治疗的主要手段，甚至是唯一的手段。TNM分期主要是为适应手术治疗而制订的。T代表了原发肿瘤本身的情况，N代表引流淋巴结的受侵，M代表远处转移。在TNM三个字母右下方附加一些数字，表明某一具体肿瘤恶化的范围程度，如T_0、T_1、T_2、T_3、T_4；N_0、N_1、N_2、N_3；M_0、M_1。

T表明原发肿瘤，根据肿瘤大小和局部范围分为四级（T_0、T_1、T_2、T_3、T_4），此级标

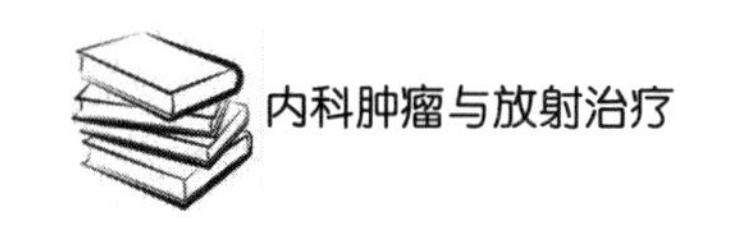

准在各个部位(器官)的肿瘤均有所不同,在许多部还可加上另外两种分级:Tis(原位癌)及T_0(未见原发肿瘤)。

N用以说明区域淋巴结的情况,按淋巴结的受累范围可分为四级(N_0、N_1、N_2、N_3),其标准在各个部位不同。对区域淋巴结的情况难以做出估计时,则用符号Nx。对于多数肿瘤来说,

M代表远处转移,M_0代表无远处转移,M_1代表有远处转移。早期是无淋巴结转移,中期是有局部淋巴结转移但仍可切除,晚期是不能手术切除的同义语。这些概念沿用至今,可以看出有些虽然是不足的,从现在角度来看,应当再有M_2、M_3,分别代表都有哪些组织或器官受侵,也应标明受侵的程度。

半个世纪以来,在国际抗癌联盟(UICC)和美国癌症联合会(AJCC)的组织下,这一系统不断充实、完善,已经成为临床肿瘤学界的“共同语言”。但从现在肿瘤临床研究和治疗发展的角度来看,仍然有很多不足。不但如此,应当有能够反映肿瘤发展趋向(速度)和机体方面的指标才能比较全面地指导治疗和预测可能的预后。通过对每一部位的癌症侵犯的范围精确的描述和组织学分类,可以达到以下目的:指导临床医师制定治疗计划;在一定程度上预测病人的预后;有助于评价疗效;有利于各治疗中心的信息交流;有利于对人类癌症的连续研究。

通过T_0、T_1、T_2、T_3、T_4;N_0、N_1、N_2、N_3;M_0、M_1即可简明扼要地描述肿瘤侵犯的范围。适用于全身各部位癌症的基本规则为:

在各部位的TNM分类中全部病例均应有组织学证实,无组织学证实者应另做报告。同时,应做必要的检查以满足确定T、N、M的需要;每一肿瘤有两种分类:

临床分类(治疗前临床分类):以TNM(或cTNM)表示之。这一分类法是基于未经治疗前,来自体检、影像学、内窥镜、活组织切片及其他各种有关检查和手术探查所获得的证据。如需要详细的分类,可采用细分法(T1a、T1b或N2a、N2b等)。

病理学分类(手术后组织病理学分类):以pTNM表示之。这一分类法是基于未经治疗前所获得的诊断依据,再由手术和病理检查所获得的其他诊断依据来补充或修正。对原发肿瘤(pT)的病理诊断,需切除原发肿瘤或进行能最大范围地估计原发肿瘤的或组织检查。对区域性淋巴结的病理诊断(pN),需清除足够数量的淋巴结,方能证实区域淋巴结无转移(pNO或pN)的最严重级。对远处转移的病理诊断(pM),需作组织学检查。

分期确定T、N、M和/或PT、PN、PM后,就可依此来分期。TNM分类和分期一经确定后,在病例记录中即不得更改。临床分期对选择治疗方案和评价疗效是必要的,

而病理分期则提供最确切的资料，来估计预后和预测最终转归。

TNM 系统分类确切合理，并一目了然地记录了疾病的解剖范围。对某肿瘤而言，T 分为四级，N 分为三级，M 分为二级。这样，TNM 就有 24 个组别。因此为了便于分析及列表显示，有必要把这些组别归纳成为数个合适的 TNM 期别。采取这样的分期，是为了尽可能使同一期内的癌症病例，就生存的基础而言具有一定程度的一致性，而不同期别的生存率差别显著。

二、其他分期

另有一些肿瘤，TNM 分期不能准确反映与预后的关系，或在诊断时即是全身性疾病，因之为了解决治疗问题需要另外建立分期系统。其中比较重要的有小细胞肺癌、淋巴瘤、白血病、多发性骨髓瘤等。

第六节　肿瘤的诊断

尽管肿瘤是一类病因复杂、表现很不一致的疾病，但也具有共性。认识这些共性就成了我们确定诊断和制定治疗的关键。目前对待肿瘤诊断方面有一些共识：

全身任何部位，除头发和指甲以外，都可以发生肿瘤。由于肿瘤是自体细胞发生的，机体对于它的反应不像细菌、病毒入侵反应那么强烈。

肿瘤在其发生、发展过程中总的规律是不断发展的。

肿瘤的早期症状常不明显，但只要重视还是可以发现的，肿瘤不能单靠症状判断，它的特异性很差，与很多疾病有相似的表现。但对临床症状的出现引起重视是我们诊断肿瘤的开端，例如不正常的出血、破溃、常标志着黏膜不完整，应查明原因。病史可以代表肿瘤的发展过程，提供有价值的线索。体检可以发现很多有用的资料和数据，有的表浅部位的肿瘤很多可以通过体检、肛门指诊、内窥镜检查直接看到，并可取细胞涂片或活组织。因此，健康检查、肿瘤普查很重要。

影像学检查发展很快，可提供肿瘤存在、播散范围的重要依据，为制定治疗方案及观察疗效提供了依据。

取得细胞或组织学证据仍然是当前肿瘤确定诊断的主要依据。

有些肿瘤具有生物化学、免疫学方面的标志物为是确定诊断重要依据，但有可靠标志物的不多，最常用的是 HCG、AFP、CEA 等。分子生物学的标志物正在发展，将愈来愈多地应用于临床。

了解机体的正气，免疫功能状况，提高生活质量是近年来一个新的重要课题。未来的诊断应当包括疾病和机体两个方面。

鉴别诊断：确定肿瘤的诊断，我们十分强调病理学及细胞学诊断的重要性。

①与其他疾病鉴别的要点是肿瘤不断进展的基本特征。绝大多数肿瘤是身体细胞恶变，一般不引起发热和炎性反应，早期相对来说症状不多。有时有非特异性症状和免疫抑制，其他大多是功能性改变或浸润压迫引起。

②重视癌前病变的存在，发展的程度和阶段，有的癌前病变可在一定阶段癌变，应特别注意不要满足于已有的病理结果。多发性结肠息肉的癌变，萎缩性胃炎和胃溃疡的癌变有时甚至是多发的，如能连续观察某些标记物包括慢性肝炎的 AFP，消化道慢性疾病的 CEA 对判断恶变都有帮助。目前，业已阐明在癌前病变即有 p53 抑癌基因的失活或变异及某些癌基因的激活，将来有可能通过分子生物学早期发现癌变，可能及时治疗。

③转移灶和潜在亚临床转移的发现有助于正确制定综合治疗计划。

④不能在短时内确诊的病人，有时观察一段时间是必要的，对于大部分恶性肿瘤“诊断性”治疗有害无益。因为现有肿瘤的治疗的主要手段都有双重性，可给病人带来一定的负担。在未确诊时一般不宜贸然开始治疗。

⑤病人可有其他并发病或继发于肿瘤的其他疾病，并可有第二原发肿瘤，在治疗前都应诊断清楚。

第二章　肿瘤的病因及发病机理

第一节　概述

恶性肿瘤是严重威胁人类健康的疾病，据统计，近 20 年来，中国癌症呈现年轻化、发病率和死亡率三线走高的趋势。据 24 个省 72 个监测点覆盖 8500 万人的年报显示，每年新发肿瘤病例 312 万例，平均每天有 8550 人发病，全国每分钟有 6 人被诊断为癌症。每年因肿瘤死亡人数 270 万例，全国肿瘤死亡率为 180.54/10 万。我国肺癌发病率和死亡率居肿瘤之首。

癌前病变内小动脉硬化，微循环阻塞，细胞慢性缺氧，产生自由基，损伤细胞 DNA 结构，使多基因突变、缺失、缺陷，激活原癌基因、灭活抑癌基因，使染色体断裂、交联、易位、错位重组等，给细胞 DNA 结构造成多种难以修复的损伤；随着时间的延长，遗传物质结构变异积累增多→编码蛋白和酶谱的变异增多→细胞代谢方式的改变，最终使正常细胞变成癌细胞。

癌细胞一旦形成，就能以自身为样板，单克隆快速无限复制增生新癌细胞，形成微癌，微癌直径达 1 ~2mm（约 100 万个癌细胞）时就开始长出微癌血管，为自身提供养料，继续复制增殖新癌细胞，使微癌增大；同时也为癌细胞的转移、扩散开辟了通道。

晚期癌细胞转移条件自然形成：①癌细胞在人体内它就是侵袭、破坏性最强的致病因子（即微生物），它具有全抗原的特性，能致敏淋巴细胞产生相应的抗体，能刺激免疫防卫系统引起特异性免疫反应，造成缺氧酸中毒的环境，为癌细胞的复制、转移提供了不可缺少的条件；②晚期癌细胞进入宿主淋巴、静脉引起免疫反应，使宿主发热、盗汗、体力消耗过大，免疫力下降，使癌细胞转移阻力大大降低，对转移极有利；③宿主长期吸烟、三高饮食、年龄增高、患心血管病等，都能使人体慢性缺氧酸中毒的内环境加重，也是对癌细胞转移、扩散最有利的条件。所以长期吸烟、三高饮食、年龄增高、患心血管病等人群，各类肿瘤的发病率都明显增高。

第二节 病因及致癌机制

通过流行病学调查和临床观察，肿瘤的病因都已逐步显露。早在1700年有人观察到修女乳腺癌的发病率较高；1775年英国Pott医生报道清扫烟囱的童工，阴囊癌的发病率较高，首次发现职业与肿瘤发病有关，给童工加穿防护工作服后发病率显著下降。1954年Doll和Hill在英国开展了吸烟与肺癌关系的研究，发现吸烟与肺癌发病有关的证据。1982年Geser在乌干达调查EB病毒感染与Burkitt's淋巴瘤发病有关；接着发现乙肝病毒感染与肝癌、人乳头状病毒感染与宫颈癌、幽门螺杆菌感染与胃癌发病有关的事实。

1945年在日本原子弹爆炸区的居民白血病的发病率比其他地区高30倍；在爆炸后几个月内出现大量急性白血病；幸存者在以后几年内慢性白血病、肺癌、乳腺癌、骨肉瘤等肿瘤的发病率都明显高于其他地区，揭示了电离辐射能引起肿瘤的事实。经常晒太阳紫外线的反复损伤与皮肤癌和黑色素癌发病有关。

流行病学调查还发现：油炸、烧烤鱼肉鸡等食品中有苯芮芘，我国在河南林县调查发现玉米、大米、花生、豆类霉变后含有黄曲霉素，腌制鱼、肉、泡菜、香肠、罐头等方便食品含有亚硝酸盐，农药中的尼古丁四大化学致癌物与食道、胃、结肠癌的发病有关。经过长期的流行病学调查，发现了物理、化学、生物、遗传四大因素与肿瘤发病直接有关。通过长期临床观察发现，呼吸、消化、泌尿、生殖道慢性炎症患者，都是肿瘤的高发人群。

物理、化学和生物因素的长期损伤，早期只能引起急－慢性炎症，中期形成癌前病变，晚期发展成癌，病程长达10～30年，可见肿瘤是完全可以早防早治的。

一、病因及分类

经临床观察、流行病学调查和动物实验等学科的长期努力，发现物理、化学、生物和遗传因素是导致肿瘤的四大病因。

有些肿瘤由一种原因引起，如白血病、皮肤癌等；但有些肿瘤由2种或2种以上原因引起，如消化道癌多数由物理，或化学致癌物损伤后，又继发感染混合致癌。按致癌物在肿瘤发生发展过程中的作用不同，有致癌因素和促癌因素，如长期饮烈酒、高糖、高脂饮食导致血糖、血脂过高，使人体血氧含量降低，是促进各类肿瘤发生发展的促癌因素;物理、化学慢性损伤和生物感染是引起慢性炎症导致肿瘤的致癌因素。

肿瘤病因很多,化学、生物致癌最多,病因分类方法有三种:按致癌物的性质不同分物理、化学、生物性致癌和遗传性致癌;按致癌物的多少不同,可分多原因致癌和单原因致癌;按致癌物在肿瘤发生发展过程中的作用不同分致癌因素和促癌因素。

(一)按致癌物的性质分类

1. 物理性致癌物的种类

物理致癌物有电离辐射、紫外线、温度过高或过低、局部异物肿块,均可致癌。

2. 化学性致癌物的分类

据研究资料记载,80% ~85% 的人类肿瘤与化学致癌物有关;化学致癌物的种类最多,已发现能使动物致癌的化学致癌物有 2000 多种,其中约有 1/2 致癌物与人类肿瘤的发生有关。引起人类肿瘤的化学致癌物,根据来源不同可分三大类:

来自食物霉变、农药污染和制作不当产生的致癌物有:黄曲霉素、苯丙芘、亚硝酸盐、尼古丁四大致癌物。

来自环境污染:如空气污染、职业因素、吸烟。

来自药物副作用:如消毒灭菌药,抗癌药,性激素等。

3. 生物性致癌

有病毒、细菌、真菌、寄生虫如血吸虫等微生物均可致癌。

4. 遗传性致癌(遗传性致癌)

遗传性致癌物就是生殖细胞核内的基因染色体(DNA)。

由于物理、化学、生物致癌物长期损伤细胞,能破坏细胞 DNA 结构,随着时间的延长 DNA 结构变异积累增多,从而引起细胞代谢方式和细胞性质的改变,使正常细胞变成癌细胞;前辈 DNA 结构的任何变异都能遗传给子代,所以任何肿瘤都能遗传。但遗传性致癌物致癌不是绝对发病的条件,如父辈患肺癌去世,子代不一定都发生肺癌,有以下原因:

因为怀孕时父辈年轻,细胞 DNA 结构无变异,或变异轻微;如果子代生活习惯是健康的,不吸烟,无致癌物损伤子代肺细胞 DNA 结构,所以子代就不会发生肺癌。

如果怀孕时父辈年龄较大,细胞 DNA 结构变异积累较多,正常细胞已转变成幼稚癌细胞或成熟癌细胞,但肿瘤还未形成;若子代生活习惯与父辈相同(也吸烟),DNA 继续受致癌物的损伤,子代产生肺癌的年龄就比父辈更年轻,因为父辈细胞 DNA 结构的变异传给了子代,子代继续受同样致癌物的损伤,所以肺癌的发病年龄更年轻。

(二)按致癌物种类多少不同分类

1. 单原因致癌

始终由一种物质损伤同一组织器官而引起肿瘤,为单原因致癌。如电离辐射、紫外线、过热或过冷(热辐射)和局部异物肿块,都能单独损伤细胞 DNA 结构引起肿瘤,为单原因致癌。

2. 多原因混合致癌

由 2 种或 2 种以上致癌物先后损伤同一组织器官,使细胞癌变,形成肿瘤,为多原因混合致癌。如化学致癌物黄曲霉素(或苯丙芘、或亚硝酸盐)反复损伤消化道黏膜,引起应激反应,使黏膜发炎、红肿、糜烂;继发感染病毒(或细菌),引起免疫反应,继续损伤消化道黏膜,使炎症反复加重,长期不愈;在化学致癌物、微生物和自由基的长期损伤下,使炎性细胞过度增殖、变性、坏死,形成炎性肿块、息肉、溃疡等癌前病变,若病因长期未除,可引起肿瘤。如胃癌、结直肠癌等,均由化学致癌物损伤与病毒或细菌感染混合致癌。

(三)按致癌物在肿瘤发生发展过程中的作用不同分类

1. 致癌因素

就是直接损伤细胞引起炎症、癌前病变和肿瘤的物质。如物理、化学、生物因素都是直接损伤细胞致癌。

2. 促癌因素

即促进肿瘤发生发展的因素。如长期高糖、高脂饮食、饮烈酒、患心血管病等都能导致人体血氧含量降低,使多器官细胞缺氧,促进肿瘤的发生和发展,所以都是促癌因素。如吸烟是导致肺癌的致癌因素,也是促进全身各类肿瘤发生、发展的促癌因素。

3. 抗癌因素

长期用健康饮食,坚持活动锻炼,促进血液循环,身体健康,免疫力强,就是抵抗肿瘤发生、发展的抗癌因素。

二、物理性致癌物及致癌机制

物理致癌物:有电离辐射、紫外线、温度过低或过高、局部肿块均能致癌。电离辐射可引起急、慢性白血病,肺癌、乳腺癌、甲状腺癌等。紫外线能引起皮肤癌、黑色素癌。热辐射(温度过高或过低)可烫伤、冻伤人体组织器官引起应激反应和炎症(局部红肿、疼痛、糜烂),继发感染,引起免疫反应,使炎症加重,长期不愈导致多种癌瘤。人体内形成的局部肿块,只要能阻塞或挤压周围血管,使局部细胞长期缺血缺氧,就能

产生自由基,损伤细胞DNA结构,也可引起多种不同的肿瘤。不同物理致癌物的致癌机制分别讨论如下。

(一)电离辐射的致癌机制

电离辐射包括X、γ射线、α粒子、电子、质子、中子等粒子线。因射线波短、高频、高能、穿透力很强,能直接穿透和损伤多组织器官细胞DNA结构(如骨髓细胞、皮肤、内分泌腺细胞等),引起全身或局部应激反应和非特异性免疫反应,使小动脉收缩-细胞缺氧-产生大量氧自由基,损伤多组织器官细胞DNA结构;(如羟基OH、超氧阴离子O_2)、烷自由基(L、LO、LOO)、氮氧基(如NO)等;(同时据有关资料介绍,电离辐射还能导致细胞DNA电离产生自由基);自由基能夺取DNA的某些原子、分子或基团的电子并与其共价结合,产生DNA加合物,导致DNA断裂、易位、交联、错位重组,使多基因突变、缺失、缺陷、激活原癌基因、灭活抑癌基因等,使DNA结构发生多种无法修复的变异,促使细胞过度增殖、变性、坏死,从而导致编码蛋白和酶谱的变异→细胞代谢方式的改变和细胞性质的改变,最终使正常细胞变成癌细胞,形成肿瘤。

电离辐射损伤与射线剂量、照射时间和面积大小有关:若射线剂量和照射面积过大,照射时间过长,使骨髓、多组织器官细胞及其干细胞和免疫细胞等都严重受损,使免疫力急剧下降,在短期内可引起急性白血病,3~6个月使人体多器官衰竭。若射线剂量较小,照射面积不大,照射时间较短,DNA被损坏的程度较轻,产生抗原性较弱的幼稚癌细胞,被免疫细胞包围,可逃避免疫攻击;当宿主患其他疾病缺氧自由基增多时,幼稚癌细胞DNA结构继续被损伤,随着时间的延长,幼稚癌细胞DNA结构变异积累增多到一定程度,可引起慢性白血病或实体肿瘤。如果宿主免疫力较强,少量癌细胞可被免疫细胞全部消灭,即可不发生任何疾病。举例说明:

例1:1945年二战末,在日本原子弹爆炸后的电离辐射使当地居民急、慢白血病的发病率比其他地区居民高30倍;多年后乳腺癌、肺癌、甲状腺癌的发病率也明显增高。

例2:在医疗中曾多次接受x、γ射线治疗过的肿瘤患者,多年后白血病的发病率增高;因为x、γ射线治疗肿瘤就是破坏癌细胞的DNA结构,使癌细胞死亡;在杀死癌细胞的同时,也能损伤肿瘤周围正常细胞DNA结构,形成幼稚癌细胞,被免疫细胞包围,可逃避免疫攻击;幼稚癌细胞抗原性较弱,但也能刺激宿主免疫系统产生抗体,引起局部免疫反应和缺氧酸中毒的环境,产生自由基,损伤幼稚癌细胞DNA结构,使幼稚癌细胞转变成成熟癌细胞,形成肿瘤。

例3:长期在有氡、钴、铀等放射性粉尘地区工作的矿工,因受钴、铀、氡辐射线损伤,肺癌的发病率明显增高。即使矿工离开了矿区多年,放射性粉尘在人体组织细胞里可以继续释放射线，损伤细胞 DNA 结构，使幼稚癌细胞变成成熟癌细胞，形成肿瘤。但也有少数人因受辐射线损伤的时间短，剂量小，本身免疫力较强，而未发生白血病和任何肿瘤。

（二）紫外线的致癌机制

中波、长波紫外线照射能直接损伤皮肤细胞 DNA 结构，引起应激反应－小动脉痉挛－产生自由基，损伤皮肤细胞（及其干细胞）DNA 结构，随着照射时间的延长，细胞 DNA 结构变异积累增多，导致细胞癌变，形成皮肤癌。

（三）热辐射的致癌机制

热辐射波带热能，温度过热过冷都能损伤人体细胞，引起应激反应、非特异免疫反应和发炎，使皮肤或器官引起局部红肿、疼痛、发热，重者起水泡、破裂、糜烂；若反复损伤同一组织器官，使炎性病变逐步加重，被免疫细胞和纤维蛋白反复包围；在热辐射和自由基的长期损伤下，促使炎性细胞过度增殖、变性、坏死，形成炎性结节、肿块、白斑、溃疡等癌前病变；病变局部微循环阻塞，使细胞长期缺氧，产生氧自由基，损伤细胞 DNA 结构，使细胞癌变。

（四）局部肿块的致癌机制

在人体内形成的各种性质不同、大小不等的肿块很多。

体外异物肿块：如石棉、玻璃丝等进入人体，损伤宿主细胞引起应激反应，被免疫细胞和纤维蛋白包围，形成的肿块；如植物人长期插胃管（异物），胃管挤压咽喉黏膜，使局部细胞缺氧，产生氧自由基，损伤细胞 DNA 结构，使黏膜细胞癌变。

外伤性肿块：如面部外伤，内出血机化后形成的肿块；

炎性肿块：慢性炎症长期不愈，细胞过度增殖形成的炎性肿块、结节；

结石：在体内形成的多种结石，如胆囊结石、胆管结石等。

雌激素长期偏高细胞过度增殖性肿块：如乳房肿块、子宫肌瘤、宫内膜息肉和宫内膜腺瘤等；

所有不同性质的肿块随时间的延长都能逐步增大，只要对周围血管产生挤压，阻塞局部微循环，就能使细胞缺血缺氧，产生自由基，损伤细胞 DNA 结构，使细胞癌变，形成肿瘤。

三、化学致癌物的致癌机制

化学致癌物的种类最多，能引起动物肿瘤的化学物质已有 2000 多种，其中约有一半与人类肿瘤的发病有关。以下分别讨论四大化学致癌物及其致癌机制。

（一）食物中的化学致癌物及致癌机制

1. 黄曲霉素

来自霉变的花生、大米、玉米、豆类等食物。黄曲霉素毒性极强，比砒霜毒性大68倍，比氰化物、砷化物、有机农药的毒性更强，剂量大可导致急性中毒，引起急性肝炎和肝坏死；若每次进入剂量小，但时间长了，损伤的细胞积累成多，引起慢性胃肠炎、肝炎、胰腺炎，炎症长期不愈，即可发展成炎性结节、肿块、息肉、溃疡等癌前病变；

2. 苯芮芘

属多环芳烃类有机化合物。在高温烧烤、油炸鱼、肉、鸡等食物含有大量苯芮芘，实验已证明1只烤鸡腿含有60支香烟的毒性；香肠、烟熏鱼、肉、鸡等食品所含苯芮芘比合理制作的（煮、蒸）高60倍，若经常食用引起的损伤可积少成多，引起慢性应激反应和慢性消化道炎，炎症长期不愈，在化学致癌物和自由基的长期损伤下，促使炎性细胞过度增殖、变性、坏死，形成炎性结节、肿块、息肉、溃疡等癌前病变；

3. 亚硝酸盐

来自肉干、肉松、香肠、果脯、蜜饯、鱼肉、水果罐头、方便面、工业盐腌制的腌菜等，因为这些食品加工时都要用亚硝酸盐来杀虫、灭菌、防腐、保鲜、着色（好看）；故这些食品进入消化道都能损伤消化道黏膜上皮细胞，引起应激反应和慢性消化道炎，炎症长期不愈，在化学致癌物和自由基的长期损伤下，促使炎性细胞过度增殖、变性、坏死，形成炎性结节、肿块、息肉、溃疡等癌前病变；

4. 尼古丁

肺癌的发病率和死亡率长期居全球第一杀手就是尼古丁。农药中的尼古丁能杀死害虫，进入人体也能损伤消化道上皮细胞，引起应激反应和慢性消化道炎；可发展成炎性结节、肿块、息肉、溃疡等癌前病变；

致癌机制：食物霉变、污染和制作不当产生的黄曲霉素、苯芮芘、亚硝酸盐、尼古丁都带有多个亲电子基团，氧化能力很强，能杀虫、灭菌，如果这些致癌物经常随食物进入人体，反复损伤消化道黏膜上皮细胞，引起应激反应和胃肠炎（胃肠黏膜充血、红肿、糜烂、腹痛、腹泻），若病因不除，转成慢性胃肠炎，在致癌物和自由基的长期损伤下，使炎性细胞过度增殖、变性、坏死，形成炎性肿块、息肉、溃疡等癌前病变；

如果病因未除，癌前病变内微循环阻塞逐步加重，细胞长期缺氧，产生自由基，损伤细胞器膜，进入细胞核与DNA结合，产生过氧化反应，夺取DNA原子、分子或基团（如鸟嘌呤、腺嘌呤、胞嘧啶等）的电子，并与其共价结合，形成DNA加合物（从患者的细胞、体液或尿液中可以检测出DNA加合物的水平，如可从尿液中能测出黄曲霉素－

鸟嘌呤加合物的水平);从而破坏细胞DNA结构,使DNA断裂、多基因突变,激活原癌基因,灭活抑癌基因,随着时间的延长,DNA结构变异积累增多,导致细胞代谢方法的改变和细胞性质的改变,使黏膜上皮细胞癌变。

癌细胞一旦形成,即可吸取周围正常细胞的中间代谢产物,来合成自身的癌蛋白和酶,复制增殖新癌细胞,形成胃肠癌和消化道实质器官肿瘤。

(二)环境污染的致癌机制

吸烟、工厂、矿山、汽车、餐馆、家庭厨房等排出的大量废气对空气的污染。

1. 长期吸烟

烟草中含大量尼古丁,尼古丁除了含有苯芮芘、亚硝胺之外,还含砷化物、氰化物、CO。实验证明1支香烟的尼古丁能毒死1个小白鼠;20支香烟的尼古丁注射到牛体内能毒死1头牛;3支香烟的尼古丁注射到人体内3~5分钟可以使人致死。尼古丁对微生物的杀伤力也很强,微小剂量可以杀害虫,故农业用来作杀虫剂。因此,长期吸烟者心血管病和肿瘤的发病率都比同龄不吸烟者明显增高。

因为尼古丁进入肺,能损伤肺泡和支气管上皮细胞,引起肺局部应激反应,使小动脉痉挛,导致慢性支气管炎,肺泡和支气管上皮细胞长期缺氧;同时烟雾在肺里停留时间较长,使每分钟废气排出减少,氧气吸入不足,使全身动脉血氧含量降低,导致肺和全身多器官缺氧,故能促进多种癌瘤的发生和发展。

2. 职业因素

如长期接触染料、皮革、化工、石油、煤焦油、农药、消毒药等职业的工人,肿瘤的发生率都比一般人群高。因为这些工作与尼古丁、或苯芮芘、或砷化物、或氰化物、或CO等致癌物接触的机会较多,故肿瘤的发生率比一般人群高。

3. 空气污染

如矿山、油田、工厂、汽车等排出大量废气,其中含有苯芮芘、CO等致癌物;由于人口增多,餐馆、家庭厨房增多,排出大量废气都含有苯芮芘和CO。人吸入CO能立即与血红蛋白(Hb)结合,生成碳氧血红蛋白(HbCO),极稳定,不易分解,CO与Hb的亲合力极强,比氧与血红蛋白(HbO)的亲合力大210倍,使带氧的Hb不断减少,导致人体缺氧,产生自由基增多;羟基(OH)能使二价铁血红蛋白($HbFe^{2+}$)氧化生成三价高铁羟化血红蛋白($HbFe^{3+}OH$),极稳定不易分解,使带氧的Hb更加减少,导致人体长期慢性缺氧,产生自由基,损伤血管和肺等多器官细胞DNA结构,使细胞癌变,是促进肺癌和全身多器官恶性肿瘤发生和发展的重要原因。

（三）药物负作用的致癌机制

1. 医用药

如抗癌药烷化剂，如芥子气、硫酸二乙酯、环磷酰胺、白消安等，都带有1－多个烷自由基（L、LO、LOO），能杀伤癌细胞，使肿瘤消失；同样也能损伤正常细胞DNA结构，几年后使肿瘤复发，或产生新的肿瘤。

2. 消毒灭菌药

如饮水消毒、空气消毒灭菌药，都是带有亲电子基团的半抗原，能杀害虫、消灭细菌；若经常进入人体，同样也能损伤正常细胞膜结构，引起应激反应和消化道、呼吸道发炎，使黏膜红肿、疼痛、糜烂等慢性炎症，若长期接触这些药，炎性病变只能加重，促使炎性细胞过度增殖、变性、坏死，形成炎性结节、肿块、溃疡等癌前病变；

如农药含有尼古丁、食品加工剂含有亚硝酸盐，所以能消毒灭菌、防腐、保鲜；虽然剂量都很小，但随食物反复进入人体，长期损伤消化道黏膜上皮细胞，引起应激反应和慢性消化道炎，在致癌物和自由基的长期损伤下，促使炎性细胞过度增殖、变性、坏死，形成炎性肿块、息肉、溃疡等癌前病变；

癌前病变内微循环阻塞不断加重，细胞长期缺氧，使消化道黏膜上皮细胞癌变，导致消化道肿瘤。

3. 性激素

雌激素与乳腺癌、宫内膜癌、子宫肉瘤、宫颈癌发病有关。雄激素与前列腺增生肥大和前列腺癌发病有关。

（1）雌激素的致癌机制

雌激素水平长期偏高，能促使乳腺管内膜上皮细胞过度增殖，形成乳房肿块；能促使子宫平滑肌细胞过度增殖，形成子宫肌瘤；使宫内膜腺体增生过长，形成宫内膜息肉或腺瘤等癌前病变，若长期不消失，均可逐步增大，挤压或阻塞局部腺管和血管，使细胞缺血缺氧，产生自由基，损伤细胞DNA结构，使细胞癌变，导致乳腺癌、子宫肉瘤、宫内膜癌；对宫颈癌发病也有促进作用。

如果雌性激素水平长期偏高，缺乏孕激素刺激，使乳腺管内膜细胞过度增殖，导致乳腺管阻塞，时间长了，被阻塞的腺管逐步增多，聚集成肿块；乳腺管互相挤压，使乳腺管内膜上皮细胞缺氧，产生自由基，损伤乳腺管内膜上皮细胞DNA结构，使上皮细胞癌变，导致乳腺癌。

（2）雌激素水平长期偏高能致癌的依据

①雌激素受体过多使雌激素作用增强，可导致乳腺内膜上皮细胞过度增生引起乳

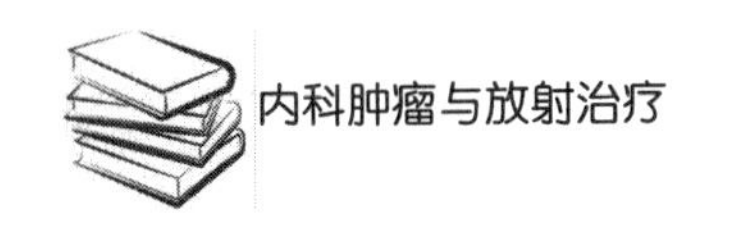

腺癌。而他莫昔芬(tamoxifen)类化合物是选择性雌激素受体拮抗剂,能预防乳腺癌的发生、发展和转移,并能降低乳腺管原位癌和非浸润性乳腺癌的复发,而且能明显减少对侧乳腺癌的发生;同样孕激素也能减轻和预防乳腺癌的发生。表明雌激素水平长期偏高能促使乳腺癌的发生和发展。

②发病年龄提示,雌激素偏高与乳腺癌发病有关:如北欧、北美乳腺癌发病年龄,从20岁开始发病,到55岁发病率一直持续升高,经绝后减缓(因内原性雌激素减少);75~85岁发病率最高,因为经绝后带来脱钙骨质疏松、骨折等病,单用外源性雌激素可减少这些疾病,由于缺乏孕激素刺激,使乳腺管内膜上皮细胞长期增生,使乳腺管增粗,形成肿块(癌前病变)。

在我国发病率高峰期在45~55岁,经绝后一直下降。因为我国妇女产后喂奶,一年多不来月经,雌激素水平最低,使乳腺管通畅无阻,绝经后雌激素水平一直很低,更年期和经绝后脱钙骨质疏松等病未用雌激素治疗,故发病率低;以上事实均表明乳腺癌与雌激素水平长期增高有关。现在我国城市妇女不喂奶的增多,乳腺癌的发病率已有升高的趋势。

(3)产后不喂奶的促癌机制

因为孕期雌激素水平增高25~40倍,使乳腺导管内膜上皮细胞高度增生,为产后分泌乳汁作准备;如果产后不喂奶,大量乳汁浓缩、凝集,阻塞乳腺管,产生自由基,损伤乳腺导管内膜上皮细胞,引起产后急性乳腺炎,使乳房红肿、疼痛、发热,被免疫细胞包围,形成肿块;炎症可吸收好转,但乳腺管的粘连和阻塞很难全部消失;时间长了,被阻塞的乳腺管扩张形成囊肿,增粗形成肿块(即癌前病变);被阻塞的乳腺管内膜上皮细胞长期缺氧,产生自由基,损坏上皮细胞DNA结构,使上皮细胞癌变,引起乳腺癌。

如北欧和北美妇女乳腺癌发生率较高,是由于产后绝大多数都不喂奶,产后乳腺管分泌大量乳汁,浓缩凝结成块,阻塞乳腺管,使乳房肿大、疼痛还未完全消失;产后2个多月卵巢又开始分泌雌激素,使乳腺管上皮细胞又开始增生、阻塞加重,乳腺管上皮细胞缺氧,产生氧自由基,损坏上皮细胞DNA结构,使上皮细胞逐步癌变,形成乳腺癌。我国妇女的乳腺癌发病率明显低于欧美,其原因是我国妇女产后都喂奶,8~12个月不来月经,乳腺管都通畅无阻,所以乳腺癌的发病率很低。

(4)雌激促宫内膜癌发病的机制

卵巢功能异常,雌激素水平长期增高,孕激素缺乏或不足,使宫内膜腺体增生过长,形成息肉或腺瘤,腺瘤破裂,流血时间过长,月经血量过多,导致长期贫血和继发感染,引起宫内膜炎,内膜炎性细胞过度增生、变性、坏死,形成内膜硬结、息肉、溃疡等癌前病变，细胞长期缺氧，产生自由基，损伤内膜上皮细胞 DNA 结构，导致宫内膜癌。

（5）雌激素促子宫肉瘤发病的机制

有研究发现子宫肌瘤患者雌性激素水平比正常妇女高 20～40 倍。肌瘤逐步增大，月经量过多，导致贫血，继发感染病毒或细菌，引起慢性宫内膜炎和子宫肌炎，长期不愈；肌瘤细胞过度增殖，互相挤压，使肌瘤细胞缺血缺氧，产生自由基，损伤肌瘤细胞 DNA 结构，时间长了，使肌瘤细胞癌变，形成肉瘤。

（6）雌激素促宫颈癌发病的机制

动物试验单用苯甲酸雌二醇可诱发小鼠产生宫颈癌，用孕酮对宫颈癌有抑制作用，表明雌性激素水平长期过高与宫颈癌发病有关。孕期雌激素水平增高 25～40 倍，使宫颈鳞状上皮细胞高度增生，可达非典型增生或原位癌水平；如我国大多数妇女产后喂奶，8～12 个月不排卵，无孕激素，使高度增生的宫颈鳞状上皮细胞不能恢复正常；产时宫颈损伤，继发感染细菌或病毒，形成慢性宫颈炎，使宫颈鳞状上皮细胞再次过度增殖、变性、坏死，导致宫颈肿大，表层黏膜糜烂（癌前病变）；宫颈微循环阻塞，鳞状上皮细胞长期缺氧，产生自由基，损伤细胞 DNA 结构，随时间的延长，使宫颈鳞状上皮细胞癌变，发展成宫颈癌。

由于北欧、北美妇女产后不喂奶，怀孕和分娩次数少，产后休息时间长，慢性宫颈炎很少；产后 2 个月左右卵巢又分泌雌激素、孕激素；孕激素能促使过度增生的宫颈鳞状上皮细胞恢复正常，所以宫颈癌的发病率很低。

我国妇女宫颈癌的发病率较高，其原因是：①早婚、多孕、多产，产后宫颈损伤，继发感染病毒或细菌，使慢性宫颈炎的发病率很高；②产后喂奶 8～12 个月无孕激素，使孕期高度增生的宫颈鳞状上皮细胞不能恢复正常，高度增殖的宫颈上皮细胞，在病毒或细菌的刺激下再增殖、变性、坏死，形成宫颈癌。

四、生物的致癌机制

大量流行病学调查证明：乙肝病毒、丙肝病毒感染能引起急性肝炎，因无特效药消灭病毒，可转成慢性肝炎；慢性肝炎长期不愈，可导致肝癌。人乳头瘤病毒（HPV）感染可引起宫颈癌；螺旋杆菌感染可引起胃癌；T 细胞白血病病毒感染与成人白血病有关；EB 疱疹病毒感染与传染性单核细胞增多症、鼻咽癌、淋巴细胞增生症和淋巴瘤有关；埃及血吸虫感染与当地膀胱癌发病有关等。

感染的致癌机制：由于病毒、细菌、寄生虫等生物感染人体后，都能损伤宿主细胞，引起免疫反应和急性炎症，如果不能消除感染，或消除后又反复感染，就能形成慢性炎

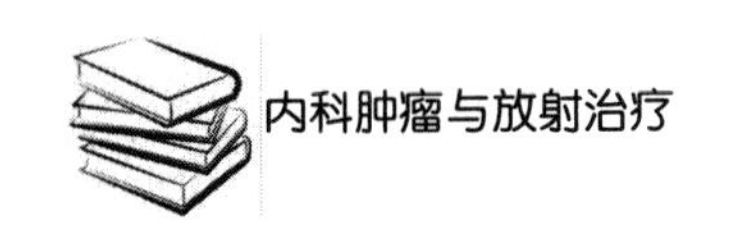

症;在微生物的长期刺激下使小动脉痉挛,细胞缺血缺氧,促使炎性细胞不断增殖、变性、坏死,形成炎性肿块、溃疡、或息肉等癌前病变;病变局部微循环阻塞逐步加重,细胞缺氧,产生自由基,损伤细胞 DNA 结构,随着时间的延长,可使细胞癌变,形成肿瘤。以下举实例说明生物感染的致癌机制。

(一)细菌感染导致宫内膜-卵管-卵巢癌的机制

肠球菌、大肠干菌等感染是导致宫内膜炎、输卵管炎、卵巢炎(总称盆腔炎)最常见的原因。产褥期、月经期最容易反复感染,引起免疫反应和慢性盆腔炎、化脓,导致输卵管、卵巢积脓、积水形成囊肿;在微生物和自由基的长期损伤下,使炎性细胞过度增殖、变性、坏死,形成炎性结节、肿块、息肉、溃疡等癌前病变;

病变内微循环阻塞,细胞缺氧,产生氧自由基,损伤炎性细胞 DNA 结构,随着时间的延长,使 DNA 断裂、多基因突变,激活原癌基因等,促使细胞癌变,发展成宫内膜癌、输卵管癌和卵巢癌。

因为细菌不能进入细胞内,只能损伤细胞膜引起免疫反应和小动脉痉挛,使细胞慢性缺氧,不断产生大量自由基;自由基损伤细胞 DNA 结构,使细胞癌变,形成肿瘤;因此在癌细胞内找不到细菌的踪迹;物理、化学因素损伤细胞 DNA 结构致癌,在癌细胞内也找不到物理、化学致癌物的踪迹。唯独乳头状病毒损伤宫颈上皮细胞,是乳头状病毒 DNA(活性基团)直接与宫颈上皮细胞 DNA 结合,产生过氧化反应,所以在宫颈癌细胞里能找到乳头状病毒 DNA。但在Ⅰ型肝炎病毒导致的肝癌细胞里并未找到病毒 DNA 或 RNA,这只与病毒组成结构有关。

总之,物理、化学因素和病毒、细菌、寄生虫等,都能损伤宿主细胞,引起应激反应、免疫反应、发炎和小动脉痉挛,使细胞缺血缺氧,产生自由基,损伤细胞 DNA 结构,是导致细胞癌变的原因。

温度过高、或过冷也能损伤细胞,引起应激反应和小动脉痉挛,使组织器官红肿、疼痛、发炎,若病因不消除,炎性病变长期不愈,促使炎性细胞过度增殖、变性、坏死,形成炎性结节、肿块、息肉、溃疡等癌前病变;病变局部微循环阻塞,细胞慢性缺氧,产生自由基,损伤细胞 DNA 结构,也能使细胞癌变,形成肿瘤。证明了一个事实:微循环阻塞,细胞慢性缺氧,产生自由基,损伤细胞 DNA 结构,是导致细胞癌变的事实。

(二)人乳头瘤病毒导致宫颈癌的机制

1.早期

人乳头瘤病毒(HPV)感染外阴皮肤、黏膜,能损伤黏膜、皮肤细胞,引起免疫反

应，使皮肤、黏膜红肿、疼痛、搔痒，导致外阴炎、阴道炎、宫颈炎，被免疫细胞包围；若患者免疫力强，以后不再感染 HPV，以中西药治疗，炎性病变可以全愈；6 ~ 24 个月后 HPV 可被免疫细胞全部消灭。但若反复感染 HPV，炎性病变就会逐步加重；病毒的和氧基持续损伤宫颈上皮，使炎性细胞过度增生、变性、坏死，就能形成尖锐湿疣、菜花状结节等癌前病变。

2. 中期

癌前病变长期不愈，HPV 和氧基进而损伤细胞核膜，与 DNA 的原子、分子或基因结合产生过氧化反应，夺取原子、分子的电子，并与其共价接合，产生 DNA 加合物，从而破坏 DNA 结构，导致多基因突变，激活原癌基因、灭活抑癌基因，从而导致 DNA 断裂、易位、错位重组等多种难以修复的结构变异，随时间的延长，DNA 结构变异积累增多，使细胞癌变，形成外阴、阴道、宫颈乳头状癌。

在过氧化反应过程中，病毒 DNA、氧自由基都能整合到肿瘤细胞 DNA 之中，因此在癌细胞 DNA 里能查到乳头状病毒的 DNA；同时宿主细胞代谢中间产物（如糖蛋白、脂蛋白、嘧啶、嘌呤等）也能整合到癌细胞之中；因为癌细胞主要靠夺取宿主细胞代谢中间产物来合成自身的癌蛋白，所以宿主细胞代谢中间产物、病毒 DNA 和氧自由基都是构成癌细胞的“原材料”。

（三）螺杆菌导致胃癌的机制

1. 早期

螺杆菌随饮食进入宿主胃，损伤胃黏膜上皮细胞膜结构，刺激防卫免疫系统引起免疫反应、小动脉痉挛和胃，使细胞缺氧，产生氧基，损伤胃黏膜，使胃黏膜红肿、疼痛、表皮糜烂、发热等急性胃炎，若螺杆菌未及时消灭，或消灭后又反复感染，即可转成慢性胃炎，被免疫细胞反复包围；慢性胃炎长期不愈，在螺杆菌和自由基的长期损伤下，刺激炎性细胞过度增殖、变性、坏死，形成炎性肿块、息肉、胃溃疡等癌前病变。

2. 中期

癌前病变微循环被阻塞，细胞缺氧，产生自由基，氧自由基损伤细胞核膜，与 DNA 结合产生过氧化反应，夺取 DNA 原子、分子或基团的电子，并与其共价结合，产生 DNA 加合物，导致 DNA 断裂、易位、多基因突变、激活原癌基因、灭活抑癌基因等，给 DNA 结构造成多种难以修复的变异，随时间的延长，DNA 结构变异积累增多→编码蛋白和酶的变异增多→细胞代谢方式的改变→细胞性质的改变，使正常细胞变成癌细胞。

3. 晚期

因为癌细胞是长期在缺氧酸中毒的环境里产生适应性改变而形成的厌氧细胞；所以癌细胞只能进行无氧酵解，能夺取宿主细胞代谢中间产物，合成自身的癌蛋白和酶，复制增殖新癌细胞，形成胃癌。

晚期癌细胞转移条件的形成：

胃癌直径增大达 1 ~ 2mm 时，就开始长出自身的血管，可为癌细胞提供养料，继续复制增殖新癌细胞，使肿瘤增大；

脱落的癌细胞可从肿瘤血管壁缺口漏出，进入宿主淋巴管和静脉，向全身扩散、转移；

癌细胞具有全抗原特性，能致敏淋巴细胞产生抗体，能刺激免疫防卫系统引起特异免疫反应，产生缺氧酸中毒的内环境，为癌细胞转移提供了不可缺少的条件；免疫反应使宿主发热、盗汗、食欲不振，免疫功能衰减，为癌细胞转移了减少阻力；

癌细胞具有多种逃避免疫攻击的能力，所以晚期癌细胞能扩散、转移，侵袭和破坏人体所有器官。

五、遗传物质的致癌机制

遗传性致癌物就是细胞核内的基因染色体（DNA）。因为肿瘤是遗传物质（DNA）长期受致癌物的损伤，导致细胞 DNA 结构变异积累增多，引起细胞代谢方式和细胞性质的改变，使正常细胞变成癌细胞；癌细胞一旦形成，就能快速过度增殖复制新癌细胞，聚集形成肿瘤。

父母遗传物质（DNA）结构不同程度的任何变异都能遗传给子代，所以任何肿瘤都能遗传。但遗传不是绝对发病的条件，如父辈患肿瘤去世，子女不一定都发生肺癌，有以下原因：

因为怀孕时父母年轻，细胞 DNA 结构无变异，或变异轻微，若子代生活习惯是健康的，无致癌物损伤，就不会发病；例如父辈长期吸烟、饮酒、三高饮食，60 岁患肺癌；子代不吸烟、不饮酒，饮食健康，无致癌物损伤子代 DNA 结构，所以子代不会发生肺癌。

如果怀孕时父母年龄较大（35 岁以上），细胞 DNA 结构变异积累较多，正常细胞已转变成幼稚癌细胞；其子女的生活习惯与父辈相同，子代 DNA 继续受致癌物的损伤，子女产生肺的年龄就比父辈更年轻，因为父辈细胞 DNA 结构的变异传给了子代，子代继续受同样致癌物的损伤，所以肿瘤形成的病程缩短。

六、多原因和单原因的致癌机制

（一）多原因致癌机制

由两种或两种以上原因，先后反复损伤同一组织器官，引起应激反应和免疫反应，多原因的损伤互相促进，使病变加重，达到共同致癌的作用，为多原因致癌。如消化道和生殖道癌，多数是多原因混合致癌。以消化道癌为例，讨论多原因致癌机制如下：

1. 早期

由于黄曲霉素、或苯并芘、或亚硝酸盐、或尼古丁，长期反复随食物进入消化道，损伤胃、肠黏膜上皮细胞膜结构，引起应激反应和急性胃、肠炎，使黏膜红肿、糜烂、腹痛、腹泻，为继发感染病毒或细菌提供了入口，使炎症加重，被免疫细胞包围；若病因被消除，炎性病变可以全愈。如果亚硝酸盐等病因长期不能消除，损伤与感染继续不断发生，使炎性病变逐步加深，转变成慢性胃、肠炎，长期不愈；在化学致癌物、微生物和自由基的长期损伤下，使炎性细胞过度增殖、变性、坏死，形成溃疡、息肉、肿块等癌前病变。

2. 中期

癌前病变内微循环阻塞，细胞长期缺氧，氧基增多，损伤黏膜上皮细胞 DNA 结构，随着时间的延长，上皮细胞及其干细胞 DNA 结构变异积累增多到一定程度，使正常上皮细胞变成癌细胞。

3. 晚期

癌细胞继续在缺氧的酸性环境里生存，能快速复制增生，形成微瘤，直径达 1 ~ 2mm 后即开始生出微瘤血管，促使癌细胞的复制增生和转移、扩散，形成转移癌。

（二）单原因致癌机制

始终由一种原因长期反复损伤同一组织器官细胞 DNA 结构，使细胞癌变，形成肿瘤，为单原因致癌。如物理因素 X 射线能直接损伤脊髓和多器官细胞及其干细胞 DNA 结构，使 DNA 断裂、多基因突变等；同时 X 射线还能使细胞 DNA 原子、分子电离，产生氧自由基，损伤脊髓造血干细胞和多器官细胞 DNA 结构，使细胞癌变。由于 X 射线进入脊髓腔后能量减弱，损伤骨髓干细胞，故引起急、慢性白血病最多；X 线损伤其他实质器官也能导致肿瘤，如乳腺癌、肺癌、甲状腺癌等。

如紫外线长期照射皮肤，能直接损伤皮肤表层细胞及干细胞 DNA 结构；同时紫外线也能使皮肤细胞 DNA 原子、分子电离，产生自由基，损伤细胞 DNA 结构，使细胞癌变，引起皮肤癌。

第三节 发病机理

肿瘤发生、发展的全过程，就是物理、化学、生物等致癌物长期反复损伤人体细胞，导致应激反应和免疫反应不断发生、发展的过程；反应范围由小到大，由局部到全身的过程；应激反应和免疫反应使小动脉痉挛→细胞缺氧，产生自由基，氧基增多、损伤细胞 DNA 结构。如果致癌物长期反复损伤人体细胞，应激反应和免疫反应也长期反复发生，氧自由基长期反复产生，损伤细胞 DNA 结构，使细胞遗传物质结构变异积累增多，细胞癌变，形成肿瘤是不可避免的。

以下分别讨论各种原因致癌的发病机理，包括物理因素、化学因素、生物因素、多原因和单原因致癌的发病机理。

一、物理因素致癌的发病机理

物理致癌因素电离辐射、紫外线，热辐射和局部异物肿块均可致癌。物理因素致癌多是单因素致癌。以下分别讨论：电离辐射、紫外线、热辐射、局部肿块致癌的发病机理。

（一）电离辐射的致癌机理

如 X、γ 射线高频、高能、短波，能穿透人体多器官和骨头，直接损伤细胞引起应激反应和非特异免疫反应，使小动脉痉挛→微循环阻塞→细胞缺氧和产生自由基；同时 X、γ 射线、电子、质子、α 粒子射线也能导致细胞 DNA 的原子、分子电离，产生大量自由基；自由基能夺取细胞 DNA 链上原子、分子的电子，并与其共价结合产生 DNA 加合物，使 DNA 链断裂、交联、易位，多基因突变、缺失、缺陷，激活原癌基因，灭活抑癌基因等，严重损伤细胞 DNA 结构，小的损伤能修复，但大的损伤不能修复或不能完全修复，随时间的延长，基因染色体结构变异积累增多。原癌基因被激活，多基因突变导致多种酶的变异，从而引起细胞代谢方式的改变，由有氧代谢变成无氧代谢，最终使细胞性质改变，变成癌细胞。

电离辐射致癌与射线剂量、照射时间和面积大小有关：

①若射线剂量过大、照射时间过长、照射面积过大，就能损伤全身多系统，包括免疫系统和骨髓造血干细胞 DNA 结构都受损，造血干细胞 DNA 结构受损，产生的子代细胞就是分化程度不等、未成熟的癌细胞，如未成熟淋巴白血病细胞、未成熟中性粒白

血病细胞等。由于免疫功能被摧毁,未成熟白血病细胞都能顺畅进入血液循环,引起免疫反应、小动脉痉挛和缺氧酸中毒的内环境,红血球和血小板膜被自由基损伤,只能破裂死亡,所以能在短期内引起急性白血病,外周血出现大量分化不良的幼稚淋巴白血病细胞、中性粒白血病细胞、贫血、出血。如果得不到及时有效的治疗,患者可在几周或3~6个月内衰竭而亡。

假如能得到及时有效治疗,如在杀灭幼稚癌细胞后,大量输同型血和输同型造血干细胞,只要消除了病因,病情就可以缓解或全愈。

②若高能射线剂量较小、照射时间较短,照射的面积较小,骨髓造血干细胞DNA受损程度较轻,免疫功能大部分是好的,只产生少量幼稚白血病细胞,被正常免疫细胞消灭,若不再接触射线,患者免疫力逐步增强,可以不发病。如果反复多次接触小剂量射线,形成幼稚白血病细胞团,可长期逃避免疫攻击;(如2002年"免疫编辑学说"发现:免疫系统在与肿瘤长期斗争过程中既有杀伤癌细胞又有保护免疫性弱的癌细胞逃脱免疫攻击。)随时间的延长,幼稚白血病细胞不断增多,在几年后可引起慢性白血病。

③由于射线进入骨髓腔后损伤骨髓造血干细胞,频率和能量迅速降低,对骨髓造血细胞损伤较重,而对其他器官能很快穿过,故损伤较轻,所以物理高能射线引起急、慢性白血病最多,而引起其他实体肿瘤很少。

假若X射线只照射某一个局部组织器官,而不通过骨髓,就能引起肿瘤,而不能引起白血病。如有资料记载:高剂量X射线照射可在短期内引起皮肤癌或急性白血病;若小剂量X射线照射某器官也可引起实体肿瘤,但潜伏期很长,病情发展很慢。

射线剂量、照射时间和部位不同,产生的肿瘤就不一样,如照射胸部时间长可引起乳腺癌、肺癌;照射颈部时间较长可引起甲状腺癌。假若射线剂量小、照射骨髓时间短,损伤造血干细胞很少,可被正常免疫细胞包围和消灭,可不产生任何疾病。所以在受过放射线损伤的幸存者中不一定都发病。

如1945年在日本广岛、长崎原子弹爆炸后不久有很多急性白血病患者迅速衰竭而亡。幸存者在以后的数年内,慢性白血病、乳腺癌、肺癌、骨肉瘤、甲状腺癌、皮肤癌发病率明显高于其他地区;而有的人可以长期生存。

(二)紫外线的致癌机制

紫外线对细胞和微生物都有杀伤能力,故可用来灭菌、消毒;中波和长波紫外线能损伤皮肤表层细胞,引起应激反应和非特异免疫反应,使局部皮肤红肿、发热、起水泡等皮肤炎。如果长期反复照射紫外线,损伤皮肤细胞DNA结构,使多基因突变,缺失、

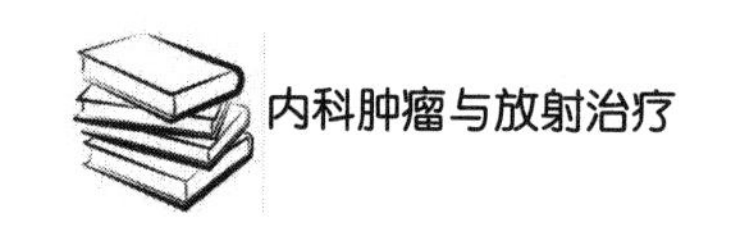

缺陷,染色体断裂等,随着时间的延长,基因染色体结构变异积累增多,故可引起皮肤癌。

(三)热辐射的致癌机理

热辐射波带热能,接触皮肤能烫伤表层细胞膜结构,引起应激反应、小动脉痉挛和皮肤炎,使局部细胞缺氧,产生自由基,损伤皮肤细胞膜结构,导致局部红肿、疼痛、发热等炎性病变,重者皮肤起泡、破裂、糜烂;如果热辐射长期反复损伤同一部位,使炎性病变不断加重,炎性细胞长期增殖、变性、坏死,形成炎性结节、溃疡、疤痕等癌前病变;

病变内微循环阻塞,细胞缺氧,产生自由基,损伤细胞 DNA 结构,随时间的延长,DNA 结构变异积累增多,使表层细胞癌变,形成皮肤癌。

(四)局部肿块的致癌机理

肿块的种类很多,如炎性肿块、创伤性肿块、结石、细胞过度增殖性肿块、体外异物引起的肿块等;肿块若长期不消失并逐步增大,只要能挤压周围血管,使细胞长期缺氧,时间长了,就可以使细胞癌变,导致肿瘤。

1. 炎症肿块

如慢性宫颈炎、宫内膜炎、输卵管炎、肝炎、食道肠胃炎、前列腺炎等,若长期不愈,炎性细胞长期在致病因子和自由基的损伤下,就会过度增殖、变性、坏死,形成炎性肿块、硬结、息肉等癌前病变;癌前病变的微血管阻塞,细胞慢性缺氧产生自由基,损伤细胞 DNA 结构,使细胞慢性缺氧,产生自由基,损伤细胞 DNA 结构,必使细胞癌变。

2. 创伤性肿块

如额面部创伤内出血,形成不规则血块,时间长了机化形成不规则肿块(癌前病变),与周围组织粘连,不活动,挤压周围血管,导致细胞慢性缺氧,产生自由基,损伤细胞 DNA 结构,随着时间的延长,DNA 结构变异积累增多,使细胞癌变,形成肿瘤,并能早期转移。如脑瘤、睾丸瘤、骨肉瘤等患者常有外伤史。

3. 结石

人体内各种结石都可以增大,或数量增多,就能挤压和损坏其周围血管,导致细胞慢性缺氧,就能使细胞癌变;如胆囊结石、胆管结石,随着时间的延长而增大,数量增多,对胆囊和胆管壁或血管产生挤压和阻塞,导致胆囊和胆管壁内膜细胞缺氧,产生自由基,损伤胆囊和胆管壁内膜细胞 DNA 结构,时间长了,使内膜细胞癌变,形成胆囊癌和胆管癌。如临床统计 85% 的胆囊癌患者都合并有胆囊结石。

4. 细胞过度增殖性肿块

如乳房肿块、子宫肌瘤、宫内膜息肉或腺瘤、前列腺肥大等良性肿块，时间长了，肿块增大，细胞缺氧，产生自由基，损伤细胞 DNA 结构，使细胞癌变，良性肿块可转变成恶性肿瘤。

5. 异物肿块

如石棉、塑料、玻璃纤维进入人体，实验证明石棉、塑料、玻璃纤维等均可在动物体内诱发肉瘤；因为这些物质都能损伤细胞，引起局部应激反应和非特异免疫反应，被免疫细胞和纤维蛋白反复包围，逐步形成肿块，随着时间的延长，肿块增大，对周围细胞或血管产生挤压，使周围细胞缺血缺氧，产生自由基，损伤细胞 DNA 结构，使细胞癌变，发展成恶性肿瘤（如胸膜间皮瘤等）。

肿块的致癌机理：人体内各种性质不同、大小不等的局部肿块，只要能挤压和阻塞局部血管和微循环，使细胞长期缺血缺氧，就能产生自由基，损伤细胞 DNA 结构，使细胞癌变，形成肿瘤。

（五）缺氧时自由基形成的机制

由于血氧含量减少到一定程度，能损伤毛细血管内皮细胞膜的结构，使膜的通透性增加，细胞外 Ca^{2+} 和 Na^{+} 进入细胞内，导致细胞内 Ca^{2+} 增多，从而激活钙依赖蛋白水解酶的活性，此酶能促使大量黄嘌呤脱氢酶（XD）变成黄嘌呤氧化酶（XO），故在缺氧时 XO 大量增加；

缺氧使细胞代谢氧化受阻，导致酸性物质增多，ATP 缺乏，促使细胞内 ATP 分解 ADP－AMP－肌苷－腺苷－次黄嘌呤的过程加速，次黄嘌呤不能继续氧化生成黄嘌呤而堆积增多；但在 XO 的催化下，能使次黄嘌呤生成黄嘌呤，再促使黄嘌呤生成氧自由基和尿酸；

自由基氧化能力很强，都带有 1 到多个亲电子基团，能与细胞 DNA 的原子、分子或基团结合产生过氧化反应，夺取电子并与原子、分子共价结合产生 DNA 加合物，从而使 DNA 断裂、多基因突变，激活原癌基因，灭活抑癌基因等多种结构变异，必导致 DNA 编码蛋白质和酶谱的改变，从而引起细胞代谢方式的改变和细胞性质的改变，所以能使正常细胞癌变，癌细胞一旦形成，就能复制增生新癌细胞，形成肿瘤。

二、化学物质致癌的发病机理

黄曲酶素、苯丙芘、亚硝酸盐和尼古丁四大化学致癌物，随食物反复进入消化道，都能损伤消化道黏膜上皮细胞和肝、胰细胞膜结构，引起应激反应和非特异免疫反应，使消化道小动脉痉挛，导致黏膜上皮细胞缺血缺氧，产生自由基，损伤消化道黏膜上皮细胞、肝和胰腺细胞膜结构，引起黏膜红肿、糜烂等炎性病变；在化学致癌物损伤的基础上，继发感染病毒或细菌，使炎性病变不断加重，化学致癌物、微生物和自由基长期反复损伤使炎性细胞长期过度增殖、变性、坏死，随着时间的延长，形成炎性肿块、溃疡、息肉、白癍等癌前病变。

若病因长期不能消除，癌前病变逐步加重，局部微循环阻塞，细胞慢性缺氧，产生自由基，损伤 DNA 结构，使染色体断裂、交联、易位、错位重组，激活原癌基因、灭活抑癌基因，多基因突变等，导致编码蛋白和酶谱的改变；癌基因编码的蛋白就是癌蛋白；抑癌基因被灭活促使炎性细胞过度增殖形成肿块；染色体断裂、交联、易位、错位重组等使细胞 DNA 结构发生多种难以修复的变异，从而能引起细胞代谢方式的改变和细胞性质的改变，结果使正常细胞变成癌细胞。

化学致癌物可以单独引起慢性化学性炎症导致肿瘤，也能与微生物感染混合致癌。

混合致癌的发病机理：以消化道肿瘤为例讨论化学－生物混合致癌的发病机理如下：

化学－生物混合致癌的发生发展病程长达 10～30 年，共分三个阶段：早期－癌前病变形成期；中期－癌细胞形成期；晚期－肿瘤形成－转移期。

1. 早期－癌前病变形成期

食物中的黄曲酶素、苯芮芘、亚硝酸盐和尼古丁都带有亲电子基团，随食物进入人体消化道，都能损伤消化道黏膜上皮细胞膜的结构，引起应激反应和非特异免疫反应，使黏膜红肿、糜烂、发炎，引起腹痛、腹泻等急性胃肠炎；随后继发感染病毒或细菌引起特异免疫反应，使炎性病变加重，被免疫细胞反复包围；如果能消除化学致癌物和感染，炎性病变可以全愈。问题就出在这些化学致癌物未消除，化学损伤和感染反复不断，应激反应和免疫反应也继续不断发生，使急性炎症转成慢性炎症，长期不愈并逐步加重；由于化学致癌物、微生物和自由基的长期损伤，灭活抑癌基因，使胃－肠壁炎性细胞过度增殖、变性、坏死，形成肿块、溃疡、息肉、白癍等癌前病变；

2. 中期－癌细胞形成期

如果癌前病变长期不愈，局部微血管损坏和阻塞，使细胞长期缺氧，产生自由基，损伤胃－肠黏膜上皮细胞 DNA 结构，使原癌基因被激活，变成癌基因，癌基因编码蛋白就是癌蛋白；多基因突变导致酶谱的变异，从而导致细胞代谢方式的改变，由有氧代谢变成无氧代谢，进而引起细胞性质的改变，结果使胃－肠黏膜上皮炎性细胞变成癌细胞。所以癌细胞就是正常细胞长期在缺氧酸中毒的环境里形成的厌氧细胞。

癌基因(如 ras、myc)在正常细胞中是以静止形式存在,故称原癌基因。分子生物学家 Bishop 和 Vamus 发现原癌基因在物理、化学、生物因素作用下,能被激活变成癌基因,癌基因编码的蛋白就是癌蛋白;抑癌基因能被灭活,失去抑制细胞增殖的功能,使细胞增殖失控,因而过度增殖,形成肿瘤。

有实验证明:被激活的癌基因在动物体内能很快诱发肿瘤;在体外也能使正常细胞转变成癌细胞。由于基因染色体的变异能导致编码蛋白和酶谱的变异,从而引起细胞代谢方式的改变和细胞性质的改变,所以能使正常细胞癌变。

3. 晚期 – 肿瘤形成 – 转移期

(1)肿瘤形成期

癌细胞一旦形成,就能单克隆快速复制新癌细胞,形成微瘤;微瘤直径达 1 ~2mm 时,因缺乏养料而停止增大;此时开始生出多种血管生成因子,长出肿瘤自身的血管,微瘤从血管中可以得到养料,继续复制新癌细胞,使微瘤增大。

由于正常细胞长期在缺能、缺氧,酸性物质和氧基增多的环境里,逐步产生适应性改变,形成的癌细胞是厌氧细胞;癌细胞就是在宿主体内长期培养出来的"新微生物",具有很强的致病能力;例如癌细胞的合成代谢能力很强,能夺取宿主代谢中间产物(如嘌呤、腺苷、糖蛋白、脂蛋白、自由基等)来合成自身的癌蛋白和酶,使肿瘤迅速增大、转移、扩散;

(2)癌细胞转移期

由于肿瘤有自身的血管,癌细胞能逃避免疫攻击,能引起特异性免疫反应,是促进癌细胞转移、扩散不可缺少的条件。宿主免疫力降低、年龄增长、吸烟、三高饮食、患心血管病,形成慢性缺氧酸中毒的内环境,是促进癌细胞转移、扩散最好的条件。

①肿瘤血管特征对转移有利:肿瘤血管与宿主动脉系统无直接联系;血管壁细胞之间的空隙很大,缺口很多;宿主的代谢中间产物(糖蛋白、脂蛋白、自由基等)能从血管壁缺口渗入,给肿瘤提供养料;肿瘤脱落的癌细胞能从血管壁缺口漏出,进入宿主淋巴和静脉,随血运行到全身各器官,肿瘤血管为癌细胞的转移、扩散开辟了通道。

②癌细胞的特性对转移有利:癌细胞主要由癌蛋白、自由基组成,故具有全抗原特性,能致敏淋巴细胞产生相应的抗体,能持续刺激机体免疫防卫系统引起特异免疫反应(即抗原与抗体结合反应),形成缺氧酸中毒的内环境(对宿住最不利),可为癌细胞的快速复制提供养料,是促进癌细胞复制、转移不可缺少的有利条件。

③癌细胞能逃避免疫攻击:癌细胞在与免疫细胞长期斗争的过程中形成了多种逃

避免疫攻击的能力，使转移阻力减少，对转移有利。

④癌细胞能引起特异免疫反应，使宿主发热、盗汗、体力消耗过大，免疫力不断下降；宿主年龄增长、患病、吸烟、三高饮食均能导致全身血氧含量降低，都是促进癌细胞增殖、转移、扩散的有利条件；因此，晚期癌细胞能转移、扩散。

三、生物致癌的发病机理

以生殖道肿瘤为例，讨论生物致癌的发病机理如下。生殖道感染病毒、细菌，损伤外阴皮肤、内生殖道黏膜引起全身或局部特异免疫反应和小动脉痉挛，导致皮肤黏膜红肿、疼痛、发热等急性生殖道炎，被免疫细胞包围，若能及时消除微生物，病变可以全愈。如果得不到有效的治疗，或治愈后又反复感染，使炎性病变逐步加重，转成慢性生殖道炎；在微生物和自由基的长期损伤下，使炎性细胞过度增殖、坏死、变性，形成炎性肿块、息肉、腺瘤、溃疡等癌前病变；若癌前病变长期不消除，使微循环阻塞，细胞缺氧加重，产生自由基增多，损伤细胞 DNA 结构，使细胞癌变就不可能避免。

生殖道癌发生发展病程 15 ~ 30 年，共分三阶段，即癌前病变形成期，癌细胞形成期，肿瘤形成－转移期。

（一）早期－癌前病变形成期

月经期、产褥期生殖道最容易感染病毒或细菌，引起免疫反应和急性盆腔炎（包括宫颈、宫内膜、输卵管、卵巢和盆腔腹膜炎），发热、下腹疼痛、流血时间延长，流血量增多，被免疫细胞包围，使炎症局限化，若能及时治疗消除微生物，炎症可以全愈。假若不能消除病原体，或消除后又反复感染，急性盆腔炎就会转成慢性盆腔炎；随着时间的延长，炎性细胞过度增殖、变性、坏死，形成慢性生殖道溃疡、息肉、腺瘤、囊肿、外阴白瘢、炎性肿块等癌前病变。

（二）中期－癌细胞形成期

若癌前病变长期不愈，病变局部微循环阻塞，使黏膜上皮细胞缺氧逐步加重，产生氧自由基增多；自由基和病毒活性基团进入细胞内损伤核膜，与 DNA 结合产生过氧化反应，夺取 DNA 分子、原子或基团的电子，并与其共价结合产生 DNA 加合物，从而导致 DNA 断裂、多基因突变、激活原癌基因、灭活抑癌基因等，给 DNA 结构造成多种难以修复的变异；在过氧化反应过程中，氧基、乳头状病毒活性基团（DNA）插入细胞 DNA 之中，随着时间的延长，使上皮细胞及其干细胞 DNA 结构变异积累增多，从而引起编码蛋白和酶谱的改变，进而导致细胞代谢方式的改变和细胞性质的改变，所以能使外阴皮肤和内生殖道黏膜上皮细胞癌变，形成外阴癌和内生殖器官癌。

（三）晚期－癌细胞增殖－转移期

成熟癌细胞一旦形成，就能夺取周围宿主正常细胞代谢中间产物（乳酸、脂肪酸、尿酸、嘌呤、嘧啶、自由基等）来合成自身的癌蛋白和酶，单克隆快速无限复制新癌细胞，形成外阴癌、宫颈癌、宫内膜癌、卵管癌、卵巢癌。微癌直径达 1～2mm 时，即开始产生多种血管生长因子，长出自身的血管；癌细胞能从血管壁缺口中得到养料，继续复制新癌细胞，使肿瘤增大。

肿瘤脱落的癌细胞能从血管壁缺口漏出，进入宿主淋巴管和静脉系统，随血转移到肺、脑等全身多器官，形成转移癌。

（四）晚期－癌细胞转移、扩散条件成熟

肿瘤有了自身独特的血管，使癌细胞增殖有了养料，转移有了通道。

癌细胞主要由癌蛋白和自由基组成，故具有全抗原特性，能致敏淋巴细胞产生相应抗体，能刺激宿主免疫防卫系统引起特异性免疫反应，造成缺氧酸中毒的内环境，可为癌细胞的复制增生提供养料，为癌细胞的转移、扩散提供不可缺少的条件；同时免疫反应使宿主发热、盗汗、体力消耗过大，免疫力下降，使转移阻力减少，对癌细胞转移十分有利。

癌细胞在与免疫细胞长期斗争的过程中，形成了多种逃避免疫攻击的能力；为癌细胞转移减少了阻力。

患者吸烟、三高饮食、年龄增长、患心血管病、各种慢性炎症、缺氧、免疫力下降等，都是促进癌细胞增殖、转移最有利的条件。所以转移条件是癌细胞和宿主双方提供的。

（五）肿瘤发生、发展病程很长的原因

生存环境突然大变，人类、生物和细胞都不能适应，只有死亡；假如生存环境逐步改变，人类、生物和细胞就能产生适应性改变，才能继续生存。有氧生存环境如果逐步变成缺氧环境，正常细胞 DNA 结构被自由基损坏，使正常细胞逐步变成癌细胞；细胞遗传物质结构变异，需要经过许多代细胞结构变异的积累，才能使细胞癌变，所以病程很长。

细胞遗传物质结构变异是由量变到质变，随着时间的延长，DNA 结构变异积累增多到一定程度才能导致细胞癌变。细胞遗传物质结构变异，自由基分子、病毒 DNA 分子（病毒在过氧化反应过程中失去了蛋白质外壳，只留下 DNA）先损伤细胞膜要很长时间；中期进入细胞内损伤细胞核膜也要很长时间；因为细胞比分子大千倍以上；分子损伤细胞有如蚂蚁啃骨头，故需要很长时间，自由基产生越多，损伤越快，自由基产生不多，损伤减慢，所以细胞癌变的病程很长。

细胞 DNA 结构的变异，随着时间的延长而积累增多，在不同阶段出现抗原性不同的幼稚癌细胞，都能致敏淋巴细胞产生相应的抗体，抗体能消灭癌细胞；若宿主免疫力强，癌细胞就很难生存，随时都有被抗体和免疫细胞消灭的可能，故肿瘤形成的病程长。

宿主内环境健康、免疫力强时癌细胞很难转移；若宿主年龄增大，免疫力降低，长期吸烟、饮酒、三高饮食，导致内环境缺氧酸中毒是转移、扩散最不可缺少的条件，可为癌细胞的复制增生提供足够养料，为转移、扩散减少阻力

四、多原因混合致癌的发病机理

多原因混合致癌：即由两种或两种以上原因，先后损伤同一组织器官，互相促进，达到共同致癌的效果，为多原因混合致癌。化学与生物因素混合致癌较多见。

多因素混合致癌的病程也要 10～30 年，共分三阶段：早期－癌前病变形成期，中期－癌细胞形成期，晚期－肿瘤形成－转移期。以消化道肿瘤为例讨论多因素混合致癌的发病机理如下。

（一）早期－癌前病变形成期

如黄曲霉素、苯芮芘、亚硝酸盐、尼古丁是 WHO 确认的剧毒化学致癌物。这些化学致癌物氧化能力都很强，随食物进入消化道，都能损伤消化道黏膜，引起应激反应和急性胃肠炎、胰腺炎，使消化道黏膜或胰腺充血、红肿、糜烂；继发感染病毒、细菌（如螺旋杆菌、病毒等）又引起免疫反应，使炎症加重，被免疫细胞包围；若能消除病因，免疫细胞可以消灭病毒、细菌，使病变全愈。问题就出在病因不能消除，损伤和感染继续不断，使病变不断加重，长期不愈；在化学致癌物、微生物和自由基的长期损伤下，使炎性细胞过度增生、坏死、变性，进而形成炎性肿块、息肉、白癍、溃疡等癌前病变。

（二）中期－癌细胞形成期

由于病因未消除，癌前病变长期不愈，微循环阻塞细胞缺氧不断加重，产生自由基增多，损伤细胞核膜，与 DNA 结合，产生过氧化反应，夺取 DNA 原子、分子或基团的电子，并与其共价结合形成 DNA 加合物，原癌基因被激活变成癌基因，癌基因合成的蛋白质就是癌蛋白；多基因突变导致酶谱的变异，引起细胞代谢方式的改变，随着时间的延长，细胞代谢方法由有氧代谢转变成无氧代谢，结果使炎性细胞变成癌细胞。因为基因染色体结构变异积累增多到一定程度，必导致细胞代谢方式和细胞性质的改变，

最终使正常细胞变成癌细胞。

如分子生物学家 Bishop 和 Vamus 发现原癌基因在物理、化学、生物因素的作用下能转化成癌基因。癌基因能在动物体内很快诱发肿瘤，也能在体外使正常细胞转化成癌细胞。物理、化学、生物因素的损坏，能使原癌基因的数量、结构及在 DNA 上的位置发生改变，使原癌基因突变成癌基因。癌基因编码的蛋白就是癌蛋白，使细胞生长、分化失控，信息传递消失，代谢方式改变，结果使正常细胞变成癌细胞。

癌基因最早是在逆转录病毒（RNA 病毒）中发现的。后来在动物和人体正常细胞 DNA 中也发现了与病毒癌基因几乎完全相同的 DNA 序列（或节段）即细胞癌基因。细胞癌基因（如 ras、myc）在正常细胞中是以静止形式存在，故称原癌基因；原癌基因在细胞 DNA 中广泛存在，能控制细胞生长、分化和信息传递。原癌基因失活使信息传递功能消失，细胞生长、分化失控。

20 世纪 80 年代早期，又发现抑癌基因（如 Rb 和 p53 等）能抑制细胞增殖，抑癌基因失活能使细胞过度增生，促进肿瘤的形成。

周围环境改变是促进细胞遗传物质变异的原因和动力，也是促使所有生物和人类变异的原因和动力。所以正常细胞长期在缺血缺氧 - 缺能 - 酸性物质和氧自由基增多的环境里，只有产生适应性改变才能适应环境，继续生成，否则细胞只能更早凋亡，大量细胞的死亡必导致器官的衰竭，宿主生命也随之消失。

所以，周围环境的改变必导致生物和人类的变异，优良的变异对生物和人体有利，遗传给子代导致进化；不良环境引起不良的变异，也能遗传给子代引起疾病和肿瘤。细胞癌变病程的长短与化学致癌物剂量、微生物毒性有关，剂量越大，毒性越强，引起的免疫反应越重，产生的自由基越多，DNA 受损更快，病程可以缩短，否则反之。

（三）晚期 - 肿瘤形成 - 转移期

癌细胞一旦形成，只要周围有缺氧酸中毒的环境，就能单克隆快速无限复制新癌细胞，形成肿瘤。若有 100 万个癌细胞聚集的微癌，直径约达 1 ~ 2mm 时，因微癌缺乏养料而停止增大，并开始产生血管生成因子，如碱性成纤维细胞生长因子（b FGF）、血小板源性生长因子（PDGF），成纤维细胞生长因子（FGF），血管内皮细胞生长因子（VEGF）、血管生成素等十多种内源性血管生成因子，都具有促进血管生成的活性。同时也产生抗血管生成因子，如血管抑制素和内皮抑制素等；促和抗血管生成因子共同调节、控制肿瘤血管的生成。

肿瘤从血管里得到养料，继续复制新癌细胞，使肿瘤增大；脱落的癌细胞从血管壁缺口漏出，进入宿主淋巴和静脉，随血运行到全身多器官，形成转移癌。

(四)晚期癌细胞转移条件的形成的原因

1. 肿瘤血管特征

无神经调控,对血管活性物质、激素水平和血氧浓度的变化无反应,不受人体神经体液的调控。

无动脉、静脉之别,结构紊乱无序,粗细不一、迂曲膨胀,分枝过多过密,血管壁不是由单纯内皮细胞构成,而是由癌细胞与内皮细胞混合镶嵌,重叠,向管腔突出,细胞之间间隙很大,管壁有很多缺口;

血管内的血液无固定循环方向,肿瘤血液只能通过血管壁缺口和细胞间隙以“渗漏”方式进出,宿主静脉血和淋巴液中的氧基、脂蛋白、糖蛋白等能渗入肿瘤血管,使肿瘤有养料;肿瘤脱落的癌细胞能从血管壁缺口漏出,进入宿主淋巴液和静脉血,随血运行到各器官等特征,都对肿瘤转移有利。

2. 癌细胞代谢特征

癌细胞的糖代谢只能以无氧酵解获取极少的能量,不能进行有氧代谢,因此只能在缺氧酸中毒的环境里生存、增殖和转移;癌细胞的分解代谢很弱,产生 ATP 极少,但合成代谢很强,能夺取宿主正常细胞代谢中间产物(如糖蛋白、脂蛋白大分子、自由基等)为原料,合成自身的癌蛋白和酶,使肿瘤增大,导致宿主体力消耗过多、消瘦、免疫力降低对癌细胞转移有利。

3. 癌细胞结构特征

癌细胞是由癌蛋白大分子和自由基等构成,故具有全抗原的特性,癌细胞之间连接松弛、容易脱落,从血管壁缺口漏出,进入宿主淋巴管和静脉随血运行,可引起特异性免疫反应和小动脉痉挛,导致缺氧酸中毒的内环境,是促进癌细胞增殖、复制、转移不能缺少的条件。

癌细胞在与免疫细胞长期斗争过程中形成了 6 种逃避免疫攻击的方法:

癌细胞免疫性减弱或缺失时,使免疫细胞不能识别肿瘤抗原,可逃避免疫攻击。

癌细胞能产生抗原调变:宿主对肿瘤抗原能产生免疫应答,但在癌细胞表面抗原减少或消失时,免疫细胞不能识别肿瘤抗原,故癌细胞可以逃避免疫攻击。

癌细胞表面抗原被覆盖或被封闭时可逃避免攻;如肿瘤细胞分泌粘多糖覆盖肿瘤抗原表面,可干扰免疫细胞识别肿瘤抗原;如胶质细胞瘤能合成和分泌糖蛋白覆盖肿瘤抗原,可阻止免疫细胞识别肿瘤抗原,故可逃避免攻。

癌细胞可以诱导免疫耐受:如当幼稚淋巴细胞接触癌细胞时,癌细胞能被诱发特异免疫耐受,使幼稚淋巴细胞不能产生免疫攻击,癌细胞可以逃避免攻。

癌细胞能抗凋亡，并能诱导免疫细胞凋亡：如癌细胞发生基因突变后能抑制免疫细胞，使免疫细胞凋亡，故可逃避免疫细胞攻击。

肿瘤细胞能诱导免疫抑制：如癌细胞可直接侵犯免疫器官，释放免疫抑制因子，使宿主免疫功能减弱，可逃避免疫攻击。

宿主长期吸烟、饮酒、三高饮食、患心血管病、年龄增长、免疫力降低等，都是促进癌细胞增殖、扩散、转移最好的有利条件。

肿瘤发生、发展的全过程就是应激反应和免疫反应不断发生、发展的过程，也是人体免疫系统与致癌物和癌细胞长期斗争的过程。在应激和免疫反应过程中，小动脉痉挛使细胞缺氧，产生自由基，自由基就是损伤细胞 DNA 结构，使细胞癌变的主要原因；癌细胞形成后又能引起免疫反应，为癌细胞增殖、转移提供不可缺少的条件。癌细胞在缺氧酸中的环境里形成，因此，也只能在缺氧酸中的环境里增殖、转移、扩散。

第三章　肿瘤放射治疗技术

第一节　肿瘤放射治疗基本步骤

一、肿瘤放射治疗的适应证与禁忌证

(一)放射治疗的适应证

1. 头颈部恶性肿瘤

大多数头颈部恶性肿瘤都能有效接受放射治疗。鼻咽癌以放疗为主;早期喉癌首选放疗,手术可作为挽救性治疗;早期口腔癌手术和放疗疗效相同,上颌窦癌以手术前放疗为好,不能手术者行单纯放疗,一部分患者可以治愈。对中晚期头颈部恶性肿瘤,应行放疗和手术的综合治疗。对无法手术的晚期或复发患者,应根据病人的肿瘤病理种类、侵犯范围及机体的具体情况,有计划地综合应用现有的各种治疗手段,以期较好地减轻病人痛苦和延长生命。

2. 消化系统肿瘤

早期食管癌以手术为主,中晚期以放射治疗为主,其中早期上中段食管癌的放疗可以达到根治疗效。肝癌、胰腺癌、胃癌、小肠癌、结肠癌和直肠癌以手术为主;结肠癌和直肠癌的术前放疗可能有益,术后放疗可以降低复发率;早期直肠癌腔内放疗的疗效与手术治疗相同;肝癌和胰腺癌的放疗有一定姑息作用。

3. 呼吸系统

肺癌以手术为主,不适合手术又无远处转移的患者可行放射治疗,少数可以治愈。小细胞未分化型肺癌一般行放疗加化疗。

4. 泌尿生殖系统

肾透明细胞癌以手术为主,术后放疗有一定益处。早期膀胱癌以手术为主,中期的术前放疗有一定好处,晚期可姑息放疗。肾母细胞瘤以手术、术后放疗和化疗的综合治疗为好。睾丸肿瘤应先行手术,然后行术后放疗。早期子宫颈癌手术与放疗疗效

相同，Ⅱ期以上只能单纯放疗，疗效较好。子宫体癌以术前放疗为好，不能手术者也可采用放疗。

5. 乳腺癌

乳腺癌以手术治疗为主。Ⅰ期或Ⅱ期乳腺癌，肿瘤位于外侧象限，腋窝淋巴结阴性者根治手术后不做放疗。Ⅰ期而肿瘤位于内侧象限或Ⅱ、Ⅲ期乳腺癌一般需要术后放疗。早期乳腺癌采用保乳术全乳房照射加或不加乳腺淋巴区放疗，也可取得良好疗效。

6. 神经系统肿瘤

脑瘤大部分要术后放疗，髓母细胞瘤则以放疗为主。神经母细胞瘤手术后应行放疗或化疗。垂体瘤可放疗或术后加放疗。对不能手术的脑瘤采用现代放疗技术也能取得较长期生存。

7. 皮肤及软组织恶性肿瘤

早期皮肤癌手术或放疗均可，晚期可放疗。肉瘤应以手术为主。近年来大量的临床应用表明，对恶性黑色素瘤、较大体积的肉瘤，如手术已切除大部分瘤体，术后放疗也可起到明显降低复发率或推迟复发时间的效果。

8. 骨恶性肿瘤

骨肉瘤以手术为主，也可做术前和术后放疗。骨网织细胞肉瘤、尤文氏瘤可行放疗辅以化疗。

9. 恶性淋巴瘤

Ⅰ、Ⅱ期恶性淋巴瘤以放疗为主，联合化疗，Ⅲ、Ⅳ期恶性淋巴瘤以化疗为主，可加用局部放疗。

（二）放射治疗的禁忌证

放射治疗的绝对禁忌证包括晚期肿瘤患者癌入终末期、恶液质、大出血、食管癌穿孔、或大量胸水、腹水等。放射治疗的相对禁忌证包括放射不敏感肿瘤、全身重要脏器（心脑肝肾）功能不全等。

二、放射治疗的选择和治疗目标

（一）放射治疗的选择

恶性肿瘤患者一经病理学或细胞学明确诊断，就面临治疗方法的选择。首次治疗的方法选择和治疗计划十分重要，如果因治疗选择错误而导致治疗失败，势必造成难以挽回的后果。选择放疗的有关因素有：

1. 病种和临床分期

从疗效和疗后生存质量全面衡量放疗或手术等治疗手段何者为优。如患者系鼻咽癌应首选放疗；肉瘤、恶性黑色素瘤等放射抗拒肿瘤以手术为首选。如病理为恶性淋巴瘤，则以放、化疗为首选。对恶性肿瘤病期过晚，手术无根治可能，或手术风险过大、创伤过大者，亦宜选择放射治疗。

2. 全身情况

患者因年老体弱或有严重心、肺、脑血管等疾病无法耐受麻醉及手术时，放疗较为安全。

3. 年龄问题

儿童及青少年，一般应首选手术，因放疗可影响儿童发育，晚期放疗副反应亦较严重。

（二）单纯放疗或放疗联合其他治疗手段

1. 病种

腺样囊性癌、恶性纤维组织细胞瘤等恶性肿瘤，在接受单一治疗手段时，复发率高、疗效差，宜采用手术、放疗或化疗综合治疗；恶性淋巴瘤宜行放疗加化疗的综合治疗。

2. 临床分期

中期偏晚及晚期患者，常需要放疗与手术综合治疗才能取得较好疗效；联合化疗能否提高远期疗效及减少远处转移，尚未定论。

3. 疗后情况

手术后切缘阳性、术中肿瘤残留或可疑残留者，应加术后放疗；放疗到根治剂量后仍有原发灶或颈部肿瘤残留者，宜手术切除。

综合治疗最好在治疗前先组织有关医师共同讨论和制订方案，并征求患者及家属意见。

（三）放射治疗的目标

在决定选择放疗后，要确定治疗目标为根治性、姑息性或辅助性。

1. 根治性放疗

以根治肿瘤，使病员获长期生存为目标的放疗。为了达到根治目的，既要消灭临床上已发现的原发灶和转移灶，也要消灭一般临床检查不能发现的微小病灶即亚临床灶，不然将造成相当一部分病人治疗失败。亚临床灶通常位于肿瘤四周或引流淋巴区域内，由于病灶小、充氧好，只需 2/3 ~ 4/5 的肿瘤根治剂量即可基本杀灭。通常做法是将放射野扩大到癌体外 1 ~ 2cm，至根治量 2/3 ~ 4/5 时，缩小射野，只包括原发灶直至根治量为止。

2. 姑息性放疗

以控制肿瘤发展、改善症状和延长生命为目标的放疗，放疗剂量通常为根治剂量的 1/2 ~ 2/3。

局部广泛浸润、过大肿块、广泛颈部转移，以及全身情况过差无法耐受根治量放射的患者，可行姑息性放疗。

对恶性肿瘤出现单个远处转移病灶也宜行姑息性放疗，通常采用立体定向放疗。有的患者放疗后可生存 3 ~ 5 年甚至更长时间。

放疗常能消除肿瘤溃烂产生的恶臭，可清洁创面、减轻或止住溃疡出血，随着照射剂量的提高，肿瘤缩小、有的癌性溃疡愈合。

口腔颌面部恶性肿瘤破溃出血可行局部放疗止血，对外生型口腔鳞癌、放疗敏感的淋巴瘤、未分化癌止血效果更好。达到止血后，再制订肿瘤根治性或姑息性放疗方案。

3. 辅助性放疗

一般指辅助手术或化疗，现多归入综合治疗的范畴。

4. “试探性”放疗

现代放射治疗要尽量减少“试探性”放疗的实施。只有病理诊断明确，具有放疗指征才进行放疗是取得良好疗效的基础。盲目“试探性”放疗一旦疗效不好而中止，常造成患者不应有的损失，也给后期治疗带来困难。

（四）选择放射治疗的方式

1. 外照射

放射源在体外一定距离射向人体某一部位。一般射线经过限束器（准直器）直接射向肿瘤区，或加接照射筒（如口腔筒）照射腔内治疗部位。这是临床上应用最广泛的方法。60 钴（60Co）治疗机、各类加速器产生的不同能量的 X（γ）线、电子线、质子线、中子线和其他重粒子射线，用于外照射治疗。

2. 内照射

将密封的放射源直接置入被治疗的组织内（如舌体）或器官腔内（如鼻咽腔）进行照射，分别称为组织间放疗（间质治疗）和腔内放疗，又称近距离治疗；另外，利用人体某种器官对某种放射性核素的选择性吸收，将之注入血管进行治疗，如用 131 碘治疗甲状腺癌、或腔内治疗如32P治疗癌性胸水等，此称为内用放射性核素治疗。内用同位素是开放性的，和组织间及腔内治疗时同位素为封闭性的不同。恶性肿瘤放疗一般采用外照射，以内照射作为肿瘤残留时的补充治疗。

3.体内、外照射的区别

内照射放射源强度较低，大约几个mCi，且治疗距离较短，在0.5cm～5cm间；

外照射中放射线的能量大部分被准直器、限束器等屏蔽，只有少部分能量达到组织；体内照射则大部分能量被组织吸收；

体外照射中放射线须经过皮肤和正常组织才能到达肿瘤，放疗时需要选择不同能量的射线和采用多野照射技术；

内照射由于受距离平方反要防止靶区部分组织剂量过高或剂量过低的情况发生。

4.外照射的照射方式

（1）常规放疗（convention fractionation，CF）

每日照1次，每次1.8～2Gy，每周5d。该方式最常用，适合于绝大多数放疗患者，总剂量65～70Gy/7周。采用三维适形放疗者，总剂量可提高至75～80Gy，疗效改善，并发症不增加。

（2）超分割放疗（hyperfractionation，HF）

每天照2～3次，每次1.2～1.4Gy，间隔4～6h，每周5个照射日。据测算，超分割治疗收益为1.065～1.16，局部剂量可增加15%～20%。这种方式对中晚期患者大约可提高10%的治愈率，但放疗急性反应较重，为其缺点。

（3）加速分割放疗（accelerated fractionation，AF）

每天照2次，每次1.8～2Gy，疗程缩短，放疗急性反应较重。

（4）加速超分割放疗（accelerated hyperfractionation，AHF）

每天照2～3次，每次1.4～1.6Gy。据报告疗效明显提高，但患者有严重急性反应，病人进食困难，常需营养支持才能完成放疗。加速超分割是克服肿瘤细胞加速再增殖的有效措施，具体执行上又分为连续加速超分割（continuous hyperfractionated accelerated radiation therapy，CHART）、分段加速超分割（split－course hyperfractionated accelerated radiation therapy，SCHART），同时小野加量照射（CBT）和后程加速超分割（late－course hyperfractionated accelerated radiation therapy，LCHART）4种。

（5）分段放疗（split－course radiation therapy，SCRT）

把一个疗程分成两段，中间休息2～3周，每段采用常规放疗。此适合于年老体弱无法坚持连续完成放疗者。由于休息时肿瘤细胞会加速再增殖，影响疗效，应尽少采用。

三、放疗前患者评估与准备

1. 患者肿瘤情况及放疗局部状况评估

包括病史和临床检查、病理诊断、X 线、B 超、CT、MRI、PET、ECT 等，明确肿瘤范围、有无局部淋巴转移或远处转移。根据临床和病理分期、肿瘤有无坏死、液化、转移，可初步估计放射疗效。

2. 患者全身状况评估

应充分了解患者重要脏器（心脑肝肾）有无疾病或功能失偿、Karnofsky 评分、既往有无放疗或化疗史，如有，应详细了解放疗的部位、剂量和时间、化疗药物、剂量、疗程。患者放疗前的基本检查包括测体温、测血压、三大常规、肝功能、肾功能、胸部 X 片、腹部 B 超，必要时增加心电图等检查。对老年患者特别要了解有无高血压、糖尿病、心脑疾病。

患者评估要结合放疗适应证与禁忌证综合考虑。

3. 放疗前准备工作

（1）放疗前的口腔处理

对头颈部放疗患者应认真检查口腔卫生情况、有无龋齿、残根及牙周炎，特别要注意放射区域内的牙齿及下颌牙齿。对可修复的龋齿应予充填治疗，如有尖锐牙尖或边缘，应用砂轮磨光，并全口洁牙。对无法保留的牙齿应予拔除，拔牙后对过高的牙槽嵴缘或骨尖应修平，并给抗菌素防止感染。实践证明，此举可大大减少放疗后拔牙，也明显减少放射后下颌骨骨髓炎的危险。拔牙后待拔牙创无感染愈合后即可开始放疗。

（2）发热患者

应查明原因。对 38℃以上患者应推迟放疗。

（3）肝功能异常患者

应查明原因。传染性肝炎患者应先隔离治疗，以防传染其他放疗患者；化疗药物性肝功能异常要予保肝治疗，代偿期可考虑肿瘤放疗。

（4）贫血、白细胞低下、血小板低下

除血小板低于 6 万并有出血倾向、白细胞低于 2.5X109/L 外，可在作相应治疗同时，行肿瘤放疗。

（5）其他慢性病

只要患者无放疗禁忌证，在接受相应治疗的同时，可安排放疗。

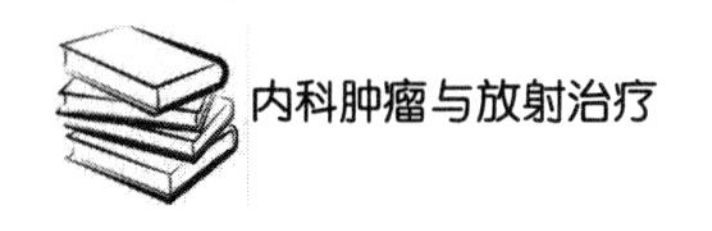

四、常规模拟机定位

(一)模拟定位机的主要功能

靶区的定位及运动范围的确定;重要器官位置及移动范围的确定;定位片的拍摄;射野勾画、摆位标记点的设定;治疗计划的确认;射野挡铅的建立和确认。

(二)模拟定位的目的

提供有关靶区及重要器官的影像信息,直接进行治疗计划的设计;对设计出的治疗计划进行模拟及位置验证。

(三)模拟定位机的定位方法

1. 模拟定位机的调整:模拟定位机的 SAD 应调整到与治疗机相同。如钴机 SAD = 80cm,直线加速器 SAD = 100cm。

2. 靶区定位及设野

通过临床检查、影像及实验室检查确定靶区范围、治疗剂量、周围重要器官的限制剂量,并初步确定照射野数和角度,并熟知靶区、重要器官在体表的投影位置及在 X 线透视图象中的骨性标志。

在模拟机治疗床上确定病人治疗体位,治疗体位的选择应按治疗技术的要求做到自然、舒适、易于重复,尽量避免由于皮肤、肌肉牵拉而造成对体位的影响。

采用真空袋成型技术及低温塑料热压成型技术固定病人的体位;待热塑面(体)膜冷却后在面(体)膜及皮肤相应位置设置标记,以便提高重复摆位的精确性。

根据靶区位置及体厚,预先将定位曝光部位移动至灯光野下,并大致设定管电压和管电流。

透视状态下确定靶区及周围器官的位置和运动范围,通过移动定位床,将靶区置于两个不同机架角度的射野中心,定出等中心位置,依据临床要求设置机架角、光栅角、射野的大小(“井”字形界定线),确保靶区不被遗漏以及明确射野与周围敏感器官的关系,观察机头及挡铅托盘是否可能与病人和床体发生碰撞,方案确认后测量每个射野的源皮距,换算出等中心点的深度,并标出激光点在体表上、左、右的位置(等中心点在体表的投影),拍摄或打印定位片。

如为固定源(焦)皮距垂直照射,则在设定的机架角下水平移动床体,使靶区置于射野中心,然后通过光尺或测量尺垂直移动床体,达到规定的 SSD 后设置射野的大小、光栅角,拍摄或打印定位片。

在定位片上勾画射野挡铅的形状,经确认后交模室制作。

每个射野的定位图象均应登记存档，以备查验。

3. 治疗计划的校验

在专用放疗计划系统（TPS）上设计出的治疗计划通常需经模拟定位机来校验并移植到病人身上，其主要任务是计划可执行度的评估和位置的验证。

对 TPS 设计出的计划须逐野校对；确保病人的治疗体位与 CT 扫描的体位一致，采用真空袋成型技术及低温塑料热压成型技术加以固定，为保证治疗精度，应尽量在 CT 扫描时就采用治疗体位并予以固定；根据 TPS 设计出的位置及治疗参数移动定位床体，设定机架角、光栅角及射野大小，确定挡铅托盘不会与病人和床体发生碰撞；测量源（焦）皮距，并与 TPS 中的相应数据作比较，确定其在误差允许范围内；模拟机出束进行透视模拟，观察靶区位置和运动范围，拍摄或打印定位片（XR），并与 TPS 给出的相应射野的 BEV 图（DRR）进行比较，以确定治疗位置无误；如验证结果与 TPS 设计的治疗计划的误差超出允许范围，或该野机架角位置难以实施，则应修改计划并重新验证；所有射野验证通过后标出体表激光点位置，拍摄或打印验证片；登记、保存定位图象。

4. 射野挡铅的验证

射野挡铅既可在附有射野灯光模拟器的热丝切割机上验证，也可在模拟定位机上进行，在模拟定位机上验证的优点在于可直接验证制作完成的射野挡铅，并可拍摄验证片与计划进行比对。方法是将勾画有射野挡铅形状的定位片（XR）或 TPS 生成的 BEV 图象（DRR）放在 SFD 处（XR）或 SAD 处（DRR），把射野挡铅置于模拟机的挡铅托盘上，校对好中心和角度后予以固定，先验证灯光野，然后出束拍摄验证片，将验证片与 XR 或 DRR 进行比对，合格后图象存档保存。

（四）常用解剖标记和体表投影

1. 头颈部

（1）颅底线（基准线）

外眦与外耳孔连线，为中颅窝底；颅底线向后的延长线为后颅窝底；经眉弓下缘与颅底线平行为前颅窝底。

（2）鼻咽部

顶壁为蝶骨体和枕骨体（颅底线），下壁为软腭和口咽咽峡部（鼻翼水平与耳垂下 1cm 连线），前壁为后鼻孔和翼突（耳屏前 4 ~ 5cm），后壁为第一、第二颈椎（外耳孔后缘）。

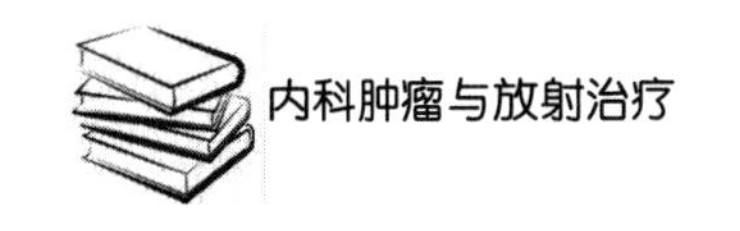

(3)垂体

颅底蝶鞍窝内(颅底线中、后1/3处向上2~2.5cm)。

(4)扁桃体

下颌骨角向上、向前各1cm为中心。

(5)上颌窦

上界为眶底部,下界为硬腭和上齿槽,内侧壁至同侧鼻腔(鼻面),前、外侧壁为上颌骨体的前外侧面,后界为颞下窝和翼腭窝的前壁。

(6)腮腺

上界为颧弓,下界为下颌角与舌骨之间,前界为咬肌前缘,后界为乳突前缘。

(7)Rouvieve淋巴结

乳突尖与同侧下颌角连线中点的深面。

2.胸部

(1)食道

上界为环状软骨下缘(第6颈椎水平),下界为贲门(第11胸椎水平),包括三个生理狭窄。

(2)胸骨角

约第5胸椎水平,为气管分叉及主动脉弓的起始端和末端、食道第2生理狭窄处,其与第四胸椎下缘的连线也是上下纵隔的分界线,胸腺位于上纵隔胸骨后。左喉返神经在此水平绕过主动脉弓返回颈部。

(3)横膈

约平第10胸椎下缘,为食道第3生理狭窄处,也常为腹主动脉旁淋巴引流区照射野的上界。

(4)剑突

约平第10胸椎。

(5)锁骨

中内1/3上方2~3cm处为肺尖,1/2下1cm处为腋顶淋巴结。

(6)内乳淋巴结

位于胸骨旁开约2.5cm处,深度约1.5~4cm,通常按3cm计算。

3.腹部、盆腔

(1)肝脏

上界位于右锁骨中线平第5~6肋间,下界与右肋弓一致。

(2)胆囊

约位于右锁骨中线与右肋弓交点处。

(3)脾脏

脾上极在左腋中线第9肋高度,距后正中线约4～5cm,下极在腋前线第11肋处。

(4)肾脏

左侧上界约平第12胸椎上缘,下界平第2腰椎下缘,内侧距椎体边缘约2cm,宽度5～6cm,右侧略低于左侧(近一个椎体高度),呼吸时上下有2～3cm移动,站位比卧位低1～3cm。

(5)胃左淋巴结

男性胃左淋巴结上界位于第11胸椎上缘下0.2cm处,下界位于第1腰椎上缘下0.3cm处,内界位于椎体左缘内1.4cm处,外界位于左缘外2.3cm处;女性胃左淋巴结上界位于第11胸椎1/2处,下界位于第12胸椎下缘下0.6cm处,内界位于椎体左缘内0.5cm处,外界位于左缘外1.7cm处

(6)脐孔

平第4腰椎,为腹主动脉分叉处水平。

(7)卵巢

于仰卧位,在脐孔与髂前上嵴连线的中点和耻骨联合中点作一连线,其连线的中点即为该侧卵巢的体表投影。

(8)膀胱

上缘平耻骨联合上缘。

(9)盆腔淋巴结

髂总淋巴结位于第5腰椎两侧及腰骶关节处;髂内淋巴结位于骶孔外侧;髂外淋巴结沿骶髂关节下行延续为闭孔淋巴结,骶前淋巴结位于骶孔的内侧。从侧位看,耻骨联合中点上缘与第1骶椎上缘连线前1/2段水平位置相当于髂外淋巴结的分布位置;此线中点与第4腰椎上缘连线为髂总淋巴结的分布位置;此线中点向下与此线的垂直线位置相当于髂内淋巴结的分布位置;骶前1～2cm髂内淋巴结链的平行线位置大致为骶前淋巴结的分布区域。

五、CT模拟定位

CT模拟定位就是利用CT图像进行计划设计,并在由CT图象重建出的3D假体上进行虚拟模拟定位的过程。该系统通常由CT模拟机、多幅图象显示器、三维治疗

计划系统及激光器等四部分组成，各个部分需在线连接。

（一）CT 模拟定位的方法

详细询问患者既往病史、药物过敏史，尤其是碘过敏史。

体位及固定：在 CT 检查床（必须采用与放射治疗机及模拟机相同的平板治疗床）上确定合适的治疗体位，用真空固位袋和热塑面（体）膜加以固定，在面（体）膜及皮肤相应位置设置标记，以便在重复摆位时减少人体与面膜及真空袋的位置误差；

于患者前臂外周静脉预置静脉注射针头，并加以固定。

CT 扫描：采用大孔径 CT 选择合适的扫描视野（FOV）和层厚进行薄层扫描，扫描层厚可采用 1～3mm。减薄扫描层厚可减少体素单元大小，提高分辨率，提高 DRR 图象质量，但扫描层数较大，扫描时间也相对延长，因此在扫描过程中应嘱病人平稳呼吸，以期获得与治疗时相同的条件，如果是超高速螺旋 CT，也可屏气扫描，以减弱呼吸运动对 DRR 图象的影响。

采用手推或压力注射器，以 2～6ml/s 的速度将 60～100ml 对比剂注入静脉，做延迟增强扫描，延迟时间通常为 40～70s（头颈 50～60s，胸部 40～50s，上腹部 50～60s，下腹部及盆腔 60～70s）。

设定靶区中心：在 CT 图象上勾画体表轮廓和靶区轮廓，快速定出靶区中心，利用 CT 机的激光灯系统在病人的体表标出靶区中心的体表投影。或在完成治疗计划后在常规模拟机上利用激光灯定出等中心点的体表投影。

计划设计：将 CT 图象传输至 TPS 工作站，做治疗计划。

模拟验证：在 TPS 工作站上利用重建的三维假体进行虚拟模拟，拍摄每个射野的 DRR 验证片；用激光射野投影器在患者体表上显示勾画每个射野的入射形状。在加速器或模拟机上核对射野位置、形状，并拍摄射野证实片。

计划确认后，所有图象及数据资料均应登记存档，以备查验。

（二）对比剂过敏反应的预防及处理

1. 过敏反应的表现

（1）轻度反应

恶心、打喷嚏、面部潮红、皮肤荨麻疹等。

（2）中度反应

恶心呕吐、胸闷气急、头昏头痛、轻度喉头水肿、心跳加快、血压下降等。

(3)重度反应

大片皮疹、皮下或黏膜下出血、血压急剧下降、脉搏细弱、严重喉头水肿、大小便失禁、昏迷等。

死亡。

2. 过敏反应的预防

仔细询问患者的药物过敏史;用药前常规做过敏试验;准确掌握对比剂的用量;注射对比剂前做好预防,如注射前 15 分钟给予地塞米松 10mg 静注等。

3. 过敏反应的处理

密切注意患者的情况,如有反应,轻者可减缓注射速度,重者应立即停止注射,并迅速给氧。

对皮肤荨麻疹、喉及支气管痉挛等,可给予扑尔敏 10mg 肌注,或 0.1% 肾上腺素 0.5 ~ 1ml 皮下注射,也可用氢化可的松 100 ~ 400mg 或地塞米松 5 ~ 10mg 静注。给予吸氧,必要时气管插管。

如出现全身抽搐、惊厥等神经系统损害症状时,可静脉给予安定 10mg,必要时可重复给药。

出现循环衰竭、血压下降时,给予升压药阿拉明、多巴胺等。严重者出现心脏停搏、呼吸衰竭时采用心肺复苏术。

六、MRI 模拟定位

(一)MRI 模拟定位的优点

MRI 图像优点是软组织对比分辨率高,无骨组织伪影干扰,除了中枢神经系统外,在前列腺、头颈部、脊髓和其他软组织的成像明显好于 CT。但是对钙化不敏感,组织边界辨认不如 CT。目前一般采用诊断用 MRI 机采集图像,常用于与 CT 图像进行配准和融合。

(二)MRI 模拟定位的准备

除 MRI 机外,须有三维激光定位灯,平板床,有条件应准备 MRI 成像的立体定位架,必要时可以安装头架。

(三)MRI 模拟定位的方法

详细询问患者既往病史、药物过敏史,是否体内有金属异物,安装起搏器等。

体位及固定:在治疗床上确定合适的治疗体位(体位同 CT 模拟定位),用真空固位袋和热塑面(体)膜加以固定,在面(体)膜及皮肤相应 CT 标记位置对位,以便在重复摆位时减少人体与面膜及真空袋的位置误差，同时可用于和 CT 图像的融合配准，定位床板应为硬质，水平以避免位置误差；

于患者前臂外周静脉预置静脉注射针头，并加以固定。

MRI 扫描：进行轴状位，冠状位，矢状位 T_1/T_2 扫描。

采用手推或压力注射器，注入对比剂完毕后立即做增强扫描，推注速率为 3～3.5ml/s。

计划设计：通过 DICOM3.0 标准或光盘刻录将 MRI、CT 图像传输至 TPS 工作站，进行图像融合，通过调节融合后图像的权重显示 MRI 和 CT 图像，勾画靶区，作治疗计划及优化。

计划质量验证：在 TPS 工作站上利用重建的三维假体进行虚拟模拟，拍摄每个射野的 DRR 验证片；用激光射野投影器在患者体表上显示勾画每个射野的入射形状。在加速器或模拟机上核对射野位置、形状，并拍摄射野证实片。

计划确认后，所有图像及数据资料均应登记存档，以备查验。

（四）MRI 模拟放疗计划存在的问题和对策

1. 图像融合中准确性问题

采用放疗要求条件下进行扫描，使用体位固定器（真空气垫或热塑网状塑料体模固定），使用外标志点，尽量使进行 CT 和 MRI 扫描时保持相同体位，减少不必要的误差。

CT 和 MRI 影像扫描条件（摆位角度，层厚，螺距，层间隔，视野）尽量相似。

2. 图像失真

图像失真的测量由体模成像来实现，为了确保每次摆放的参数一致，在定位床板上钻定位孔，然后将体模放到刚性框架上进行成像。体模除了用于校正图像失真之外，还可定量测量磁场的重复性和等中心的一致性。

减少扫描层厚。

采用不同的扫描序列尽量减少伪影和失真。

七、放疗计划系统与放疗计划

治疗计划设计定义为确定一个治疗方案的全过程，即治疗方案的量化过程，通常包括三个方面：①图象（CT/MRI/DSA 等）的输入及处理；②医生对治疗方案包括靶区剂量及其分布、重要器官及其限量、剂量给定方式等的要求及实现；③计划确认及计划执行中精度的检查和误差分析。

(一)靶区的定义

(1)肿瘤区(gross target volume,GTV)

一般临床诊断方法及影像学方法能够诊断出的具有一定形状和大小的病变范围,包括淋巴结和其他部位的转移病变。

(2)临床靶区(clinical target volume,CTV)

指按一定的时间剂量模式给予一定剂量的肿瘤的临床灶(肿瘤区)、亚临床灶以及肿瘤可能侵及的范围。

(3)内靶区(internal target volume,ITV)

在患者坐标系中,由于呼吸或器官运动引起的 CTV 外边界运动的范围。

(4)计划靶区(planning target volume,PTV)

指包括临床靶区(CTV)本身、照射中患者器官运动(ITV),和由于日常摆位、治疗中靶位置和靶体积变化等因素引起的扩大照射的组织范围。PTV 的确定要同时考虑到 CTV 的解剖部位和将要使用的照射技术,如头颈部多以 CTV 为参照,胸腹部以 ITV 为参照,而对于同一个 CTV 或 ITV,采用适形放疗技术时的 PTV 应小于常规放疗。不得靠扩大 PTV 的方法解决临床不明因素。

(5)治疗区(treatment volume,TV)

对一定的照射技术及射野安排,某一条等剂量线面所包括的范围,通常选择 90% 等剂量线作为治疗区的下限。治疗区与计划靶区的符合程度也是治疗计划评价的标准之一。

(6)照射区(irradiation volume,IV)

对一定的照射技术及射野安排,50% 等剂量线所包括的范围,其直接反映了该计划引起的正常组织剂量的大小。

(7)冷剂量区(cold volume)

在 ITV 内剂量低于 CTV 处方剂量下限(+5%)的范围。

(8)热剂量区(hot volume)

在患者坐标系内,组织接受高于 CTV 处方剂量上限(+5%)的范围。

(二)三维计划系统应具有的功能

治疗部位解剖结构的三维描述(包括患者坐标系的建立)。

带有立体定位框架标记的 CT/MRI 等影像应成为计划设计的基础。

射野或放射源应有三维空间位置的描述,并可在任何方向上显示其位置。

剂量计算应在三维剂量网格上进行,三维剂量计算网格应包括靶区及感兴趣区的范围。

体外照射剂量计算必须计入下述影响因子:①患者体外轮廓的三维形状;②三维电子密度(由 CT 值转换)及其对原射线的影响;③射野或放射源的三维位置和形状;④射野三维扩散度;⑤射野三维平坦度、对称性;⑥楔形板、挡块、补偿器等线束修正装置的三维散射的影响;⑦不均匀组织的三维散射的影响。

剂量分布及其评估工具必须用三维方式,如三维剂量分布,剂量－体积分析及计入诸如生物效应因子等其他评估方式等。

计算速度必须足够快,便于治疗计划设计时人机交换信息。

计划系统必须带有计划验证和确认的手段和工具,以便验证治疗计划的精确性。

具有射野模拟显示功能(通过 DRR)。

具有逆向治疗计划设计的功能,即作调强适形放疗和逆向组织间插植治疗计划设计的功能。

(三)三维放射治疗计划的制订

1.解剖数据的获得与输入

①按治疗要求确定患者图像扫描体位并固定;②图像扫描(CT/MRI);③图像输入 TPS 工作站。

为保证三维重建的 DRR 图像的质量,扫描的层数必须有足够多,扫描的范围要远大于肿瘤的体积。(参见 CT 模拟定位有关内容)。

扫描设备应以 CT 为主,CT 图像为电子密度成像,可行组织不均匀性剂量的计算,而 MRI 为质子密度成像,虽然在软组织分辨率具有优势,但无法直接用于剂量计算。

2.图像登记及解剖数据表达

建立坐标系:通过附在图像上的内外标记点建立,其直接反映了患者在治疗时的体位,也为不同来源的图像(MRI、PET,来自模拟机、加速器的验证片、证实片等)的融合、叠加和比较提供重要依据。

重建三维解剖结构。

体表轮廓、靶区、重要组织器官的勾画。

3.正向计划设计

剂量确定:由临床医生确定靶区剂量、周围重要器官的耐受量。

布设照射野:应尽量给予奇数野、避免对穿野,同时避免将重要器官(尤其是低耐受的敏感器官)置于靶区的入射前方。

调整射野的大小、形状和权重比,可参考 REV,尤其是 BEV 图像进行调整。

必要时可使用各种剂量修饰方法,如楔形板、限光筒、挡铅、多叶准直器、组织填充物及组织补偿器等。

查看剂量分布:在实施上述各步骤时均应反复查看各层面(包括横断面、矢状面、冠状面及任意斜切面)的剂量分布,直至其符合临床和剂量学要求,并作出初步评估。应设计多个计划,以备评估和选择。

4. 逆向调强计划设计

剂量确定。

信息输入:将靶区剂量、重要器官限制量、射野数目、射野角度、子野限制数等输入到计算机中组成计划设计条件。(后三项可人工设定,也可由 TPS 自动设定,人工设定的目的在于简化方案、提高计划设计的速度和成功率);射野数目多用 7、9、11 个,每个调强野的子野数目多限定在 5 ~ 15 个。

自动计划设计:该阶段为计算机自动设计阶段,操作人员可从计算机屏幕上显示的优化过程了解掌握设计进程。

计划显示:计划自动设计完成后,查看各层面的剂量分布,并作出初步的评估。

5. 计划的评估分析

DVH 评估:对危及器官(OAR)的评价是最有效的,在评估比较时,不仅要比较 DVH 曲线下的面积大小,还要考虑该器官的组织类型(是串型组织还是并型组织)的不同所产生的不同生物效应。由于 DVH 无法提供高(低)剂量区的空间分布,因此在用 DVH 进行评价时应该与该计划的等剂量分布图结合起来

TCP 和 NTCP 评估:肿瘤控制概率(TCP)和正常组织并发症概率(NTCP)是从生物效应的角度来进行方案评估的,通过对多个方案的 TCP、NTCP 的比较,就可大致了解各方案的优劣。应当注意的是,就目前而言,这里的 TCP 和 NTCP 并非是实际可能的发生概率,而仅仅是评价计划优劣的工具。

6. 计划移植

计划初步完成后应将计划完整移植到验证模体中,重新计算各层面的剂量分布,以便在模体中进行剂量验证。

7. 计划文件生成打印

①图像生成、保存与打印除了横断面剂量分布图像和 DVH 图外,通常还需要各个射野的 DRR 图、剂量强度图,并传输到相关设备中,以供进行位置和剂量验证及挡铅

和物理补偿器制作之用。

②计划文本的生成:目前 TPS 均有文本自动生成功能,其文件内容应包括:病人基本信息、射野信息(名称、大小、照射方式、机架角、光栅角、权重等)、等中心点空间位置、剂量归一方式和归一点空间位置、挡铅及楔形板、多叶准直器信息、DVH 计算结果、照射时间(MU)等。

(四)MRI/CT 图像融合

1. MRI/CT 图像配准

(1)点标记法

是基于患者自身图像的信息,配准精度较高。①选取解剖标记点或外标记点,外部点好识别,缺点是使用这些记号时,受试者都要在扫描装置内严格保持不动,有些还是介入性的;②内部点法对受试者比较友好,为全回顾式,缺点是内部点寻找相当困难、费事,要求使用者有一定经验。

(2)最大互信息法

是目前最广泛运用于多模医学图象配准的方法,可以快速准确地实现多模医学图象的配准。因为当两幅图象的空间位置完全一致时,其中一幅图象表达的关于另一幅图象的信息的互信息应为最大。其优点是:①人工干预少,只依赖于图象本身信息,是一种自动而有效的配准方法;②精度高,可达亚像素级;③可靠性高,对图象中的几何失真不敏感。

(3)交互法

是在程序提供一个当前变换的直观显示下指导用户由用户完成配准,是半自动式,介于前两者之间。

2. MRI/CT 图象融合

不同模式的图像(如 CT,MRI,PET 等图像)上的标志点选取进行初步配准,选取的点越多,则配准精度越高,但费时越长。

分别进行位移、旋转、放大或缩小等几何校正。

在同一坐标系下将各自的有用信息融合,同时调整各模式图像的权重,并以二维或三维图像形式显示出来。

八、放射治疗的质量保证(QA)

(一)放射治疗的质量保证

采取的一系列必要的措施,保证放射治疗全过程各个环节按国际标准准确而安全地执行。

各部门间相互协作,目标是减少放射治疗过程中可能发生的错误、充分发挥放疗设备的各项功能,以保证整个放疗过程的精确性和一致性;

按照相关的法律条文,制定相关的规章制度,建立质量保证的方案和程序,建立质量保证的档案和文件。

（二）部门内质量保证内容

1. 建立质量保证程序(负责人:科主任)

整个治疗环节包括临床计划、物理计划、纠正措施等;治疗病例和各种记录等文件的统一与保存;质量保证人员的组织和分工。

2. 患者的剂量控制(参加人员:放疗医师、物理师、技术员)

患者定位(放疗模拟机或 CT 模拟机定位);剂量控制(人工剂量计算);治疗计划(包括剂量计算和生成治疗单);剂量验证;照射实施(包括摆位重复准确、机器跳数等)。

3. 患者安全(参加人员:放疗医师、物理师、技术员和工程师)

照射剂量(避免剂量超量或不足);机器设备连锁(射线连锁、机械连锁);放疗时患者的监视;机房安全性(安全连锁、废气排出等)。

4. 工作人员安全(参加人员:物理师和工程师)

设备用电安全性(设备接地良好等);工作人员剂量监督(个人剂量仪等);系统连锁(治疗室门、灯、紧急开关、设备连锁);机房安全性(自动报警、废气排出等)。

（三）靶区剂量的确定和对剂量准确性的要求

不同类型和分期的肿瘤有一个最佳的靶区剂量。偏离这个最佳剂量一定范围,就会对疗效产生不良影响,这个靶区剂量的精确范围为 ±5%,不同的肿瘤类型和分期有一定差异。

正常组织耐受剂量的可允许变化范围比较小,即对剂量精确性要求更高。

（四）放射治疗所允许的靶区剂量的总不确定度

模体处方剂量不确定度为 2.5%;计划设计时,靶区剂量计算时的不确定度为 4.2%(以下三项合计)。

①肿瘤位置和形状的缺点对剂量的影响 2%(按每 cm PDD 降 4% 计算,靶区和身体轮廓的确定的精度应为 5mm)。

②不计组织不均匀性的影响时,剂量分布计算的精度应为 3%。

③楔形板、射野挡块和组织补偿块的射野中心轴上的相应系数的精度应为2%。

（五）治疗机参数变化和治疗中患者体位移动造成的位置不确定度

（1）标称治疗距离下，照射野偏移允许度<5mm（以下四项合计）

①等中心精度<2mm；②灯光野重合性<2mm；③准直器精度<2mm；④放射源（或靶焦点）位置的精度<2mm。

（2）因患者或体内器官及摆位允许的误差<8mm（以下三项合计）

①摆位允许误差<6mm；②患者呼吸影响4mm；③身体及器官运动影响4mm。

（六）其他型的剂量测量仪检查要求

半导体、热释光、胶片剂量计等仪器：主要用于相对剂量的测量，即在使用前，将仪表读数与剂量间的相对关系确定好，并尽量用剂量响应曲线的直线部分。

电离室型剂量仪：其灵敏度受电离室内气腔密度的影响，每次测量时，必须对气温和气压进行修正。

气压计和温度计：气压计和温度计须经国家计量部门校对，每年一次。

（七）近距离治疗的质量保证

1. 放射源

①长寿命放射源出厂时必须附有源活度校测证书，对没有活度校测证书的源必须在相同几何条件下与已知活度的同种同位素源比对确定出它的有效活度；②192Ir丝状或粒状源的活度必须单个校测，同时在使用之前，应检查源轴方向的活度均匀性；③对带（串）状源必须用x射线照相法检查源串的几何分布；放射源自显影也是一种检查源活度均匀性的简便方法；④对所有使用的后装放射源必须至少每月进行一次清点，定期修正源活度。

2. 遥控后装机

遥控后装机质量保证包括：①源在施源器中的到位精度：应至少每月一次用假源检查驱动机构控制源到达施源器的到位精度及其重复性；②源在贮源器内的位置：当后装机处于“关闭”位时，源应回到贮源器的中心位置，应至少每年两次检查贮源器周围的防护情况，并记录在册；③计时器：应每月一次对计时系统校验源的到位和照射时间；④更换新放射源后：应进行放射源活度的校正。

3. 治疗质量控制

①将带有定位标记的无源施源器按一定规则送入或插入治疗区域，按一定条件拍摄正、侧位x射线片；②根据正、侧位片重建出施源器或源的几何位置，并根据医生要

求,做出治疗计划;③根据治疗计划,通过假源试运行正常后,开始正常治疗。

(八)体内剂量测量

体内剂量测量是放射治疗质量保证和质量控制的最有效的措施之一,它是检查整个照射过程中(从治疗机的工作性能到患者的摆位)各种因素对剂量影响的程度和判断患者接受剂量的准确性。

1. 射野射入、射出剂量测量

主要用多通道半导体剂量计测量,射入剂量测量不仅能判断患者体位和治疗时间是否准确,而且多点位置的剂量还能直接反映射野的平坦度和均匀性。射出剂量可间接检查患者体内的剂量分布,特别当进行组织不均匀性校正和使用组织补偿器时,利用射出剂量的大小进行剂量的修正。

2. 人体管腔内剂量测量

腔内剂量测量一般用热释光剂量计,检查和修正治疗计划(如食管癌治疗时)或监测重要器官受量,如宫颈癌腔内治疗时的直肠和膀胱的剂量。

第二节　临床放疗技术

一、精确放疗技术

1. 精确放疗定义

采用精确定位、精确设计、精确照射以及三维剂量计算及显示的方法,给予常规或非常规剂量分割方式,使高剂量区分布的形状在三维水平上与靶区的实际形状一致。目的是在减少或不增加正常组织损伤的前提下增加肿瘤的照射剂量,从而增加局部控制率,提高患者的生存率和生活质量。

2. 精确放疗内容

精确放疗包含适形放疗、调强放疗、立体定向放射外科和立体定向放射治疗。

3. 精确放疗过程

(1)精确定位

根据病灶的位置和患者的情况,采用各种固定方式,如头部有创定位框架、热塑面膜或体膜、体部负压袋成形垫等,采用激光定位系统进行位置确认和体表标记,包含有三维位置标志的影像学数据通过网络传输到治疗计划系统。

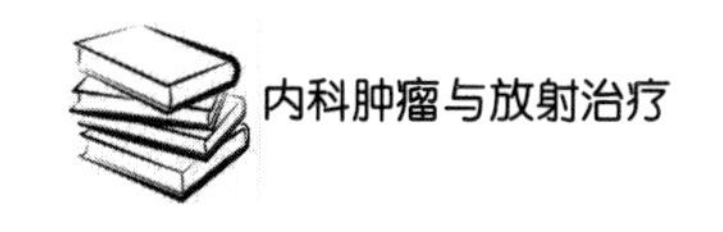

(2)精确设计

采用三维治疗计划系统,在计算机射野视角(BEV),DRR 等功能支持下,对靶区以及正常组织的三维剂量分布进行直观的计划、评估和优化,以达到高剂量分布与靶区形状的高度适形。

(3)精确治疗

在对放射治疗系统物理参数精确性验证的基础上,进行精确放疗,并在放疗期间有验证片或 EPID 等质量控制手段确保达到精确治疗。

二、X(γ)射线立体定向放射外科和立体定向放疗技术

(一)X(γ)立体定向放射外科(SRS)

引入了外科的概念即给予靶体积高剂量的单次性照射以摧毁靶体组织,达到外类似科手术切除或毁损肿瘤病灶的治疗效果。也就是说,该治疗系统用 X(γ)射线代替了手术,不用开刀、无创伤、无痛苦、无出血、无感染、不需要麻醉,为病员提供了一种安全、可靠、方便、有效的治疗方法。目前在临床上应用的主要有颅脑和体部 X 刀、颅脑γ~刀和全身γ~刀。

(二)“刀”的特点和治疗适应证

“刀”的特点是单次照射,包括:①多野射入;②靶区和周围正常组织之间有明显的剂量梯度差;③准确的定位技术,患者用头架、面模或负压袋等固定后用 CT 或 MRI 定位以提高定位和摆位精度;④照射野较小;⑤较高的照射剂量,一次照射。从放射物理学方面和放射生物学方面考虑,“刀”适合于治疗直径小于 3.5cm 的球形病灶。

(三)立体定向放射治疗(SRT)

对病灶给予较高剂量的 X 线或γ~射线分次照射(常用 10GyX3 次、6GyX7 次、5GyX8 次,每日或隔日一次的方案)。

(四)γ~刀设备的发展

1968 年,Leksell 在瑞典研制出世界第一台内置 179 个钴棒的伽玛刀(Gamma Knife),1974 年 201 个球形分布微小钴源的第二代伽玛刀即 B 型头部伽玛刀问世,1997 年后又有 C 型头部伽玛刀问世。中国深圳奥沃有限公司于 1994 年 7 月研制出了世界上第一台新型的 OUR-X 型旋转式头部伽玛刀。后又先后研制成功了世界上首创的体部伽玛刀(又称全身伽玛刀)和超级伽玛刀。

(五)伽玛刀剂量分布特征

伽玛刀将多源静态或动态旋转的伽玛射线聚焦后所形成的高剂量区应用于头部

和体部病变的治疗，其剂量分布具有类似质子线的 Bragg 峰或放射性粒子植入的特点。临床应用中结合常规放疗和立体定向放疗的临床经验，采用高分次剂量、短疗程的治疗模式，对体积小而局限的病灶能取得高疗效、低损伤的效果。对大病灶采用多点治疗的剂量分布极不均匀，效果差，不宜使用。

（六）适应证和禁忌证

1. 头部 X（γ）线立体定向治疗适应证

位于颅脑深部平均直径小于 3cm 的病灶，采用分次立体定向治疗时，病灶的平均直径可放宽到 5 厘米。

颅内良性肿瘤包括脑膜瘤、垂体瘤、听神经瘤、颅咽管瘤、畸胎瘤，脊索瘤等病变因内科疾病不能手术者，术后残留或多次复发者，手术风险较大拒绝手术者。

脑转移瘤颅内数目不多(3 个以下）的转移灶，不宜手术或手术放疗后复发者，应该结合全脑放疗。

动静脉畸形是 X（γ）线立体定向治疗最好的适应证，尤其适应于位置深在、小的或手术复发者、栓塞后残留、病人惧怕或年龄大或因内科疾病无法手术者。

海绵状血管瘤的伽玛刀治疗目前尚有争议。

其他如帕金森氏病、癫痫、三叉神经痛、精神病及顽固性疼痛等，至今尚无常规治疗模式，目前正处探索阶段。

2. 体部 X（γ）线立体定向治疗适应证、禁忌证

（1）适应证

剂量分布的高度聚焦性和不均匀性决定其主要适用于治疗位于深部、体积较小、局限而形状规则的实体肿瘤，如肺癌、肺转移癌、胸腺癌、纵隔肿瘤及淋巴结转移、肝癌、肝转移癌、胰腺癌、胆管癌、肾上腺肿瘤、肾癌、腹膜后肿瘤和淋巴结转移、直肠癌术后盆腔复发、盆腔内转移等。

（2）禁忌证

对于胃癌、贲门癌、结直肠癌（直肠癌术后复发除外）、食管癌、腹腔内肿瘤与肠管有粘连等，若采用高分次剂量的立体定向放射治疗，容易造成正常腔道器官的放射损伤，如溃疡、出血、狭窄、穿孔等，因此，应视为禁忌症。

脊髓及其周围的肿瘤治疗应慎重，治疗时应根据 LQ 公式充分考虑正常脊髓的耐受剂量。

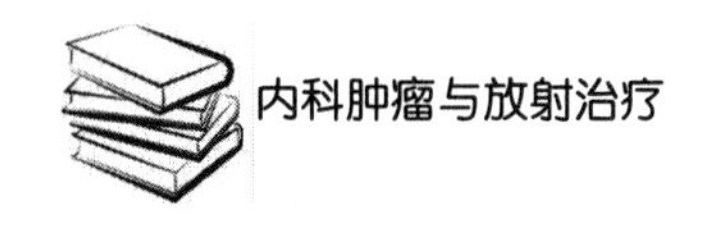

三、多叶光栅的结构和特点

1. 多叶光栅(MLC)的基本结构

MLC 的基本构成单位是由钨或钨合金制成的叶片,一般由 40～120 片组成,两片成一对,有手动的和电动的两种。电动 MLC 每个叶片由一个电机驱动,通过丝杆将旋转运动改变成直线运动。各加速器厂家有自己研发的内置式的 MLC,作为出厂标准配置,也有在原有的加速器基础上加装独立外挂式的 MLC,如拓能的 VENUS E 和 M 版本。能实现动态调强,而拓能的 VENUS 的 H 版本将满足临床上对大野的需求。

2. MLC 的结构

单/双聚焦结构的改进以减少穿射半影。

通过叶片的阶梯状和齿状结构以及叶片端曲面设计来减少射线漏射。MLC 的射线漏射有片间和片端漏射,一般不应超过 3%。

过中线设计:目前,以瓦里安、西门子、医科达等为代表的国际知名厂家的内置 MLC 叶片过中线从 15mm 到 50mm 到 160mm 不等。拓能的外挂式叶片过中线达 50mm 以上。

叶片的运动速度:内置叶片运动的速度一般在 10～15mm/秒,德国 BrainLAB 和拓能的外挂式多叶光栅能达到 20mm/秒,运行速度快,可执行复杂的动态调强。

叶片的厚度的改进:优越的 MLC 叶片厚度为 3mm,等中心平面最小射野为 3mm×3mm。

大野 MLC 设计:瓦里安、医科达加速器内置 MLC 在等中心处最大展开尺寸达到 400mm×400mm。而拓能 VENUS 的 H 版本外挂式电动多叶光栅在等中心处最大展开尺寸为 240mm×300mm,满足了临床上对大野的需求。

3. MLC 的其他特点

代替楔形板实现动态楔形板功能:利用射线穿过物质时的指数衰减原理,MLC 可以实现传统的楔形板对射线的衰减功能,通过计算机的时间控制,还可以实现各种特殊形状的非线性楔形板效果。这在无论是常规放疗还是调强放疗中均具有重要意义;

实现影像引导的自适应照射:目前,电动 MLC 的叶片运动速度很快,如拓能 MLC 可以达到 20mm/秒,远远快于胸、腹式运动的频率。这种具备快速叶片运动的 MLC,为实现影像引导的自适应照射提供了条件。

4. MLC 与适形低熔点铅挡块比较

常用的宽度为 1cm 的 MLC 的有效半影略大于铅挡块的半影,边缘剂量分布也略差。但随射野数目增加,并考虑到摆位重复性的误差,MLC 与铅挡块在半影上的差别不大。

随着小 MLC 在头颈部放疗的使用,叶片宽度小于 1cm,MLC 与铅挡块的剂量学差异越来越小。

使用挡块的缺点:①射野挡块的制作费时费力,加工过程中产生的蒸发气体和铅粉尘对工作人员健康有影响;②射野挡块摆位效率低,操作不便。与此相反,MLC 提高了摆位的效率。

于 MLC 治疗靠近脊髓、脑干、视交叉等重要器官的肿瘤时,要考虑不同 MLC 的差异,有的有必要加用辅助物理挡块,才能保证这些危险器官安全。

5. MLC 的保养

MLC 是高科技技术的体现,同时它也是比较娇贵。为了能更安全、长期有效地工作,使用环境的温湿度必须按要求执行,同时要求环境清洁。因为灰尘是 MLC 的大敌。叶片的卡住、传动丝杆咬死往往是积尘造成的。

四、三维适形和调强放射治疗技术

从常规放疗发展到三维适形放疗,再到调强放疗、影像引导下的放射治疗、生物适形放射治疗等,是普通放疗到精确放疗技术发展的过程,也是一维普通放疗发展到三维治疗和四维治疗的过程。

(一)三维适形放疗治疗技术

该技术可以在三维方向上,让治疗区的形状和靶区的形状一致,使得高剂量区分布的形状在三维方向上与靶区的形状一致。

1. 3DCRT 的临床价值

由于 3DCRT 高剂量区与靶区三维形状的适合度较常规治疗大有提高;周围正常组织和器官的照射范围和剂量进一步减少,正常组织的并发症也可以进一步减少。理论和临床经验也证明,靶区剂量的提高必然会使肿瘤的局部控制率的提高,局部控制率的提高,可能会降低肿瘤的远处转移率,进而改进和提高生存率。

2. 3DCRT 的实现方式

三维适形放疗的实施依靠如下技术支持:①切割铅模或多叶光栅系统(MLC)适形;②三维放疗计划系统做适形放疗计划;③定位固定和验证系统放疗质量保证。

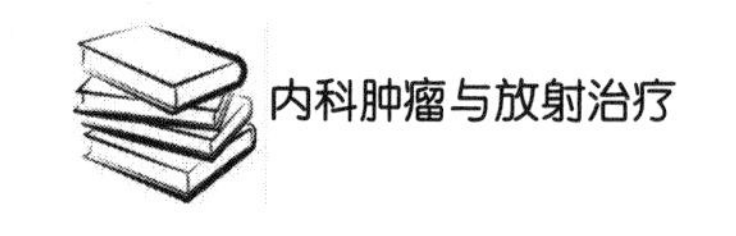

（二）调强放疗技术

1. 三维适形放疗的局限性和IMRT的优势

三维适形放疗在每个放射野方向上未考虑肿瘤的厚度，在正常组织和肿瘤相互交错或肿瘤组织包绕关键脏器的情况（如椎体两旁肿瘤，靶区形状呈现“中空”或向内凹陷时），不能达到既照射肿瘤又保护正常组织的目标。其另一个缺点是治疗计划采用正向设计，与设计者的经验关系很大，各人计划各不相同。

IMRT的治疗计划采用逆向计算，实现了计划设计自动化。治疗计划充分考虑每个照射野靶区厚度及正常脏器情况，包括靶区的照射剂量和靶区周围敏感组织的耐受剂量，然后由计算机给出实现该结果的方法和参数，从而实现了治疗计划的自动最佳优化。

2. 束流调强的原理

束流调强的原理和CT成像原理相反，它是根据靶区的情况，设计好强度不均匀的X射线，它经过人体后，在靶区产生所需要的均匀高剂量。

3. 实现调强治疗的方式

静态MLC调强：静态MLC调强（Step and Stop，SMLC IMRT）又称子野排序技术，以靶区为中心，设计多个同中心照射野，每个射野又划分成一组若干个子野（subfields beamlits）。放射线出束→停→出束→停，直到所有的子野照射完毕，再转到另一个照射野。MLC叶片的运动由计算机自动控制。静态调强耗时多，射线利用率低，射线的泄漏也会增加。

动态MLC调强：动态MLC调强是在动态叶片运动基础上加上加速器笔形束输出的方法来达到调强分布。优点是治疗时间短，而每次治疗面积小是缺点。

断层治疗技术：断层治疗技术是一种扇形束调强旋转治疗，利用特殊设计的MLC形成的扇形束绕病人纵向旋转照射，每次只治疗一个或两个薄层。目前断层扫描治疗有步进治疗方式与螺旋治疗方式两种。

笔形线束扫描技术：笔形线束扫描技术是通过用两个垂直的偏转弯曲磁铁控制电子束而实现射束的强度调节。目前已在MM50加速器实现。

五、三维适形和调强放疗计划的验证

（一）三维适形和调强的质量保证

质量保证包括：①治疗机（含MLC）CT模拟机（常规模拟机）治疗计划系统等设备的QA（QC）；②靶区（GTV，CTV和PTV）的精确勾画；③治疗体位的精确确定及固定

(立体定位框架,体表标记,内置金球,呼吸门控等);④治疗前模体内治疗计划模拟测量和验证;⑤照射中监测(EPID 技术或照射片、误差分析)。

(二)调强放疗的验证

1. 验证流程

(1)比对

用电离室测量一个或数个剂量参考点的绝对剂量,和用胶片测量一个或数个平面的剂量,与 TPS 计算的该点和该平均的剂量比较,结果符合要求为合格;

(2)方法

通过 CT 模拟获取模体影像资料(带剂量仪);将完成的逆向治疗计划搬到模体中;在计划中获得所需点剂量值和两维剂量分布;用模体实际测量点剂量值和两维剂量分布,与 TPS 的值进行比较。该步骤适用于点剂量和胶片平面剂量比对。其他的验证方法不一定都是这个步骤,如用 Sunlear 公式的 Mapcheck 半导体平均剂量仪,在不需要通过 CT 模拟获取模体影像资料。

2. 点剂量验证

点剂量验证需要验证模体和电离室,模体在 CT 模拟机扫面时应将电离室放在模拟中一起扫描,以减少测量误差;

电离室:0.6cc 电离室具有一定的容积效应,小的子野会产生较大测量误差,0.015cc 电离室可能有较大的漏电现象,0.125cc 电离室较合适用于调强的剂量学验证;

误差计算:(测量点计算的剂量~测量点测量的剂量)×100%)/测量点测量的剂量误差小于 5% 符合临床要求。超过 5% 者,先重新寻找剂量参考点,重做验证,如还是不合格,则重新设计逆向计划。

归一点的选择:该点的选择的原则是让电离室在剂量均匀处,如在射野等中心点上。以减少电离室因素带来的测量误差。

3. 胶片面剂量仪验证

设备:胶片(Kodak X - Omat - V 和 EDR2)、胶片冲洗机、胶片数字化仪(vidar VXR - 16)和胶片剂量测量软件(RIT113)。

测量过程:胶片曝光、冲洗、数字化、软件分析等步骤。

胶片剂量验证过程:模体的扫描与重建;患者 IMRT 计划的设计;计算计划在模体内的剂量分布,并将计划扳道模体上去产生混合计划;混合计划在模体上的实施;以最优化的条件冲洗胶片并数字化、分析;混合计划与实测点或平面剂量的登记与比较;剂量评价;分析误差来源,提交验证报告。表3－1为胶片测量可能的误差来源及是否可以避免。表3－2为胶片的剂量学评价标准(可接受的限值为3%～4%,或4mm)。

表3－1 胶片测量可能的误差来源

误差来源	可否避免
胶片冲洗温度、溶剂和混杂因素变化	否
因模体深度不同引起的波谱变化	否
治疗验证中射线方向变化,因而引起胶片深度和波谱变化	否
半影区域和MLC射野边缘的低能光子造成胶片过度曝光	可
每天加速器输出的变化	否
胶片任意一侧的空气间隙	可
不同批胶片的辐射响应不同	可
存放和照射环境条件变化引起胶片响应的变化	可
胶片数字化仪测量OD的变化	否
校正射野的光子波谱与较大或较小治疗射野的波谱稍有不同	否

表3－2 胶片的剂量学评价标准

条件	标准
A.均质计算(无挡块)	
1.中心轴上(除外建成区)	2%
2.高剂量、低梯度区域	3%
3.高梯度区域(>30%/cm)	4mm
4.低梯度、低剂量区域(即低于归一剂量的7%)	3%
B.不均质校正中心轴射线(电子平衡区域)	3%
C.人形模体(离轴;轮廓校正;不均质;挡块;不规则野电子平衡区域;attenuators)	
1.高剂量、低梯度区域	4%
2.高梯度区域(>30%/cm)	4mm
3.低梯度、低剂量区域(即低于归一剂量的7%)	4%

4.Mapcheck半导体剂量仪验证

(1)Mapcheck概况

用于与射线垂直的平面的剂量特性,检测范围22.5cm×22.5cm(445个检测点)、10cm×10cm(221个检测点),探头位于表面1.35cm下,等效于2cm的水。

(2)剂量学特性

①剂量脉冲响应:差异都在1%之内。

②剂量响应:在0~250cGy内,剂量响应为线性。因此在测量时,要将测量最大剂量控制在250cGy内。

③温度响应:每次测量时都要做绝对剂量校准。

④射野大小影响:在20cm×20cm范围内Mapcheck使用的半导体探头与电离室对射野大小的响应是一样的。在这个射野范围内Mapcheck与电离室的射野输出因子是一样的,因此TPS上不同射野的计算结果,可以用Mapcheck来检查,而不需要修正射野大小引起的输出因子的变化。

⑤校准深度影响:在不同校准深度下测量,可引入约1%的剂量误差,因此在某深度下测量时,最好在这个深度下做绝对剂量校准。

⑥探头的刻度和校准:445个探头间的剂量校准一般是一年一次。中间探头的绝对剂量刻度,每次测量都要进行,以消除探头对温度的响应。

(3)验证和评价标准

Mapcheck对IMRT的剂量验证是对每个野单独进行验证。每个射野对Mapcheck的照射平面垂直测量出所在深度的平面剂量,并与TPS在相同深度处的平面剂量进行比较。

5.聚合体凝胶立体剂量计(polymer gel dosimetry)

该技术行立体测量验证,能够很好的解决三维剂量分布测量的问题。在近距离放疗、适形和调强放疗、立体放疗、带电粒子束测量和血管内放疗等领域的三维剂量测量上,均很有发展前途。

六、影像指导放射治疗

指在放疗过程中,利用影像引导及其他技术监视治疗中照射位置、形状和剂量分布相对与靶区的偏差,并及时纠正以忠实地执行或进一步优化原始的计划,此在精确治疗中显得更为重要。

验证片在加速器治疗床上拍正侧位验证片。将拍得的验证片与其在CT-Sim中得到的正侧位DRR片进行比较,治疗等中心在X、Y、Z三个方向上的误差不可超过3mm,否则必须找出原因并予以纠正。治疗期间每三周要重复这项验证。验证片对不同组织分辨差是缺点。

电子射野系统(EPID)EPID安装在治疗头的对面,直接用MV级射线成像,简单方便,可通过离线或在线的方式就纠正二维摆位误差。

三维的图象引导:Cybernife 和 Tomotherapy 治疗机能将图象和治疗机有机的结合在一起,用三维的图象引导放疗,是一种 4 维的治疗方式。Elekta 和 virian 公司在治疗机上安装一个 KV 级射线系统,称为 Conebeam CT,获得靶区和组织的三维图片,与 TPS 做计划的 CT 图进行比较,得到摆位误差和器官移动产生的肿瘤位置变化,通过软件控制、直接修正位置后进行治疗。

七、术中放疗技术

术中放疗(IORT)是在肿瘤切除后用电子线直接照射被暴露的瘤床,是治疗深部肿瘤的特殊治疗方法,可单独使用或作为一种补充照射技术给予肿瘤集中照射,较常规外照射安全。急性反应非常低,但由于它是单次大剂量的照射,高剂量区在靶区下,可产生晚期并发症。术中放疗的放射生物效应尚难以评估,目前生物拟合大致为外照射的 2 ~3 倍。

(一)治疗适应证和禁忌证

1. 适应证

①原发肿瘤根治切除后,对瘤床及淋巴引流区预防照射。

②放射敏感性差肿瘤或肿瘤邻近有正常组织限制了外照射剂量。

③术后肿瘤残存或无法切除。

④为保持器官功能而不宜做根治术或手术范围不彻底者。

⑤术后或单纯外照射后复发。

⑥患者有接受术中放疗愿望又无探查手术的禁忌症者。

2. 禁忌证

①临床已明确有血行转移或种植者。

②病灶较深,操作有困难或危险。

③肿瘤较大不能完全包括在照射野内。

④大量胸、腹水者。

(二)治疗前准备

1. 机房、设备和仪器准备包括

①常规直线加速器,含有高能 X 线和电子线;②视听影像系统(如摄像头,闭路电视等)完好;③IORT 机房的清洁和消毒;④IORT 专用限光筒的消毒;⑤麻醉机,心电监护仪性能和工作状态良好;⑥输出剂量的刻度校正,放射线均整性检查和限光筒特定

稀疏系数的测定等。

2. 临床准备

包括:①术前常规检查排除手术,放疗禁忌症(如全血检查,肝肾功能检查,心电图检查,肺功能检查等);②在 IORT 前了解有无既往放射治疗史、化疗史、CT、PET、超声等检查结果和手术、病理等情况;③患者生命体征平稳,能耐受 20 ~ 30min 左右的放疗。

(三)治疗技术

1. 定位

根据手术所见,手术方式及治疗目的确定靶区范围;根据靶区范围及周围正常组织情况选择不同形状的限光筒。

2. 设野

照射野可包括瘤床,淋巴引流区或残余肿瘤;绝对保证要保护的正常组织在照射野外,特别是胃肠道,胆管和泌尿道的吻合口放射耐受性较低,20Gy 就可延迟愈合,因此这些组织必须避免在照射范围内。

3. 放射源及剂量选择

一般选择 6 ~ 12MeV 电子线,100% 等剂量线包绕靶区。照射剂量根据肿瘤敏感性、正常组织单次大剂量照射耐受性、照射体积来确定。

(四)注意事项

IORT 需要外科医师、放疗医师、麻醉师、物理师、手术室护士、放射技术员的密切协作;

保证限光筒的轴线与射线束严格重合;

闭路电视密切监视患者,发现患者生命体征异常立即中止治疗;

闭路电视监视确保照射野没有移动。

八、全身放疗技术

全身放疗(Total Body Irradiation,简称 TBI),为肿瘤放射治疗的一种特殊技术,主要应用于恶性血液病、免疫缺陷性疾病以及某些遗传性代谢性疾病造血干细胞移植前的预处理。

(一)在造血干细胞移植中的主要作用

免疫抑制作用:杀伤淋巴细胞,抑制免疫,以利于供体造血干细胞的顺利移植;

消灭残留的恶性肿瘤细胞。

(二)预处理方案

TBI结合化疗的预处理方案与单纯以化疗药物作为预处理的方案比较,具有以下优势:

不存在化疗药物无法进入的屏障:如脑组织、睾丸。

对血液供应的依赖较化疗少。

可以通过挡铅减少敏感组织的放疗剂量,或对复发风险高的部位可以补充放疗剂量。而又鉴于过高剂量TBI的毒副作用,TBI又必须与化疗药物联合应用,目前最常联合应用的化疗药物是环磷酰胺(Cyclophosphamide,Cy)、鬼臼乙叉甙(Etoposide,VP-16)、阿糖胞苷(Ara-C)。

(三)主要适应证

急性淋巴细胞白血病、急性粒细胞性白血病、慢性粒细胞性白血病、非何杰金淋巴瘤、何杰金淋巴瘤、多发性骨髓瘤、广泛期肺小细胞肺癌、再生障碍性贫血、骨髓发育不全等疾病。

(四)TBI的实施

患者体位常用的有卧位AP-PA照射技术、立位AP-PA照射技术、水平两侧野照射技术。由于TBI时间较常规放疗长,必要时需辅助装置,以利于患者的支撑和固定。

1.准备阶段(以卧位AP-PA照射技术为例说明)

治疗室:TBI要求有特定的治疗室,治疗室内需要安装激光定位灯并有摄像监视系统、对讲系统。

在定位过程中,患者躺在可调节高度的床上,床一侧固定一块有机玻璃板,以支撑患者的侧面,患者取左侧卧位,膝盖弯曲,近床面的手臂放在头下,另一手臂自然放在髋部。在照射后野时,只移动治疗床,不移动患者。

定位时需模拟治疗条件,延长治疗距离至3~5m,机架转90°,机头转45°,使照射野对角线平行于病人的长轴方向。并测定床高、患者体厚等参数。

依据全身照射条件、治疗机下摄胸部定位片,以制作肺部挡铅。

模拟治疗体位,行胸部CT,并测量胸壁、肺厚度等参数。

在每次照射前,必须在照射条件下测量射线的分布和平均剂量。在每次治疗前测量治疗机的稳定性,并且计算照射时间。在每次全身照射前必须校正热释光测量仪的参考值。

2. 放疗阶段

射线能量和剂量的均匀性：一般选择6MV以上的高能X线，建议在患者之前放置一块一定厚度的有机玻璃屏（射线能量为6MV，则选1cm厚的有机玻璃屏），以使患者皮肤的受量接近最大剂量。必要时，在患者颈、足等部位放置补偿物，以使患者剂量的不均匀性在5%以内。

剂量率：如行单次放疗，剂量达到10 Gy，为避免间质性肺炎的发生，剂量率应低于0.05 Gy/min。如行分割放疗，分割剂量低于1.5 Gy，剂量率可在0.05～0.18Gy/min之间。

放疗剂量：尚无统一方案。一般作为恶性血液病造血干细胞移植前的预处理，多采用分割放疗方案，常规剂量10～12 Gy，6～8次分割，一日照射2次，每次间隔6小时以上。如行单次放疗，放疗剂量一般取7.5～10 Gy。对部分睾丸复发危险性高的患者，可针对睾丸部位用电子线补充照射4Gy，分2次照射。

肺剂量和肺挡铅：肺剂量与间质性肺炎的发生关系密切，如行单次放疗，肺剂量一般小于7Gy。为降低间质性肺炎发生率，建议行分割放疗。为减少肺部剂量，可在TBI的某些阶段行肺部挡铅，值得注意的是，行肺部挡铅照射之前，必须在治疗机下摄片，核对挡铅范围无误后，才能进行照射。

治疗中的剂量监测：TBI时必须对剂量进行监测。目前常用半导体或热释光技术进行TBI的剂量监测。

3. 毒副反应

急性反应：恶心、呕吐是最常见的急性反应，TBI前应预防性使用止吐药物。为尽可能减少患者在TBI过程中的不适，建议在制定移植预处理方案时，将TBI置于全身化疗之前。其他急性反应包括口腔黏膜炎、腮腺炎、腹泻、疲劳、皮肤红斑、发热等。

间质性肺炎（IP）：是导致移植患者死亡的重要原因之一，与患者全身状况、既往所用化疗药物、肺部放疗剂量、剂量率、分割剂量等因素有关。以巨细胞病毒感染为最多，此感染约发生在移植后八周。

肝静脉阻塞病变（VOD）：是因肝静脉末端极小静脉发生阻塞所致，而造成阻塞的原因目前仍不清楚。临床症状包括肝肿大、腹水、肝细胞坏死、肝脑病变、体重增加及黄疸，为一种预后很差的合并症，多出现于移植后1～4周内。

白内障：可能发生于照射2～3年后。单次照射10Gy，发生率80%以上。如行分割放疗12Gy/6次/3天，则降低了发生率，发生率约20%。

生殖系统后遗症：睾丸或卵巢的照射，导致不可逆性不育，性功能障碍，对于生育期女性表现为过早绝经。

对儿童生长发育的影响:影响儿童生长激素的分泌和牙齿的生长,患儿乳腺发育停止等。

移植物抗宿主病(GVHD):主要是供者的T淋巴细胞对抗宿主细胞抗原的反应,可分为急性GVHD与慢性GVHD。急性GVHD多发生于移植后一百天以内,主要侵犯患者皮肤、肝(胆道)以及肠道。慢性GVHD于移植后一百天之后发生,主要侵犯患者皮肤、肝脏、口腔等多部位。

其他迟发反应:可能出现龋齿、甲状腺功能低下、继发性肿瘤、肾脏并发症、心脏并发症、神经系统并发症等。

九、高剂量率后装治疗技术

近距离治疗技术包括腔内、管内、组织间植入、模板敷贴及术中置管术后放疗5大类。高剂量率后装治疗技术是其中一项主要技术。

(一)近距离治疗特点

局部剂量高,边缘后剂量迅速下降,单管照射时,近源处剂量很高,距离稍大后剂量很快下降;

照射范围内剂量不均匀;照射时间短;数次照射;剂量分布由计算机进行计算。

(二)近距离治疗适应证和禁忌证

1. 近距离治疗适应证

外照射后残留或复发病变、或小病灶、无远处转移、无淋巴结转移或淋巴结转移已控制;

腔内或管内照射主要用于鼻腔、鼻咽、口腔、食管、气管、肝胆管、阴道、宫颈、宫体、直肠及肛管等;

组织间照射用于外照射后残留病灶、小病灶、界限清楚且局限、放射中度以上敏感的肿瘤。可用于脑、胸膜、胸壁、口腔及肢体软组织等。

2. 近距离治疗禁忌症

肿瘤体积较大;肿瘤界限不清楚;肿瘤体积难以确定,容易形成某一剂量不足或超量;肿瘤侵犯骨,治愈机会小,易造成骨坏死。

(三)高剂量率后装治疗技术治疗原则

有效,安全;必须做到靶区剂量准确,均匀,尽可能保护周围正常组织;主要配合外照射,很少单独使用。

(四)高剂量率后装治疗技术治疗的实施

1. 治疗前准备

全血检查;CT/MRI、B 超等检查明确肿瘤大小,侵及范围及和周围组织,器官的关系;根据患者的全身情况、年龄、结合 CT/MRI、PET、B 超、内窥镜、病理等检查结果,明确治疗目的、靶区和治疗范围,设置参考点剂量和参考剂量;治疗前控制局部炎症;向病人解释取得患者配合。

2. 高剂量率后装治疗技术注意事项

腔管治疗的剂量参考点大多相对治疗管设置,参考点确定后与正常组织反应有直接关联的黏膜剂量由治疗管的外径大小决定。不提倡 10mm 步长。

组织检查植和模板照射时针管阵列按传统巴黎剂量系统或按步进源剂量系统计算优化尽量改善剂量分布的均匀度。

尽可能保护周围正常组织。

3. 高剂量率后装治疗技术的临床应用方法

一般剂量参考范围 10 ~ 14mm;根治放疗后残留者,率后装治疗分次量 8Gy,1 次/W,2 ~ 3 次;放疗后肿瘤局部复发或多程放疗后有严重后遗症,可姑息治疗,单纯近距离治疗,10Gy/次,1 次/W,3 次。

十、放射性粒子组织间插植技术

(一)放射性粒子组织间插植的特点

放射性粒子组织间插植是一种通过微创术将放射性核素粒子直接插植到肿瘤内进行高剂量放疗的治疗方法,它具有靶向精确、肿瘤局部控制率高、对正常组织损伤轻、全身反应小的特点。

(二)放射性粒子组织间插植的方式

1. 放射性粒子组织间插植分类

放射性粒子组织间插植分为暂时性插植和永久性插植两种。

2. 暂时性插植

暂时性插植治疗大多使用后装治疗机或术中放入 192 铱丝,放射源和施源管需取出。

3. 永久性插植

放射性粒子插植到肿瘤区域后,粒子可永久留在体内。永久性插植治疗的放射性核素粒子活度一般在 0.3 ~1.0mCi 间,剂量率通常为 0.05 ~0.1Gy/hr。有效治疗在 3

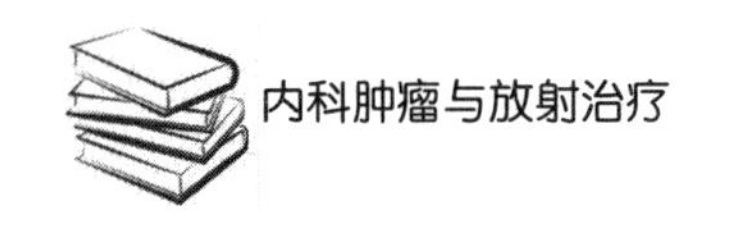

个半衰期内。如选用125碘粒子,其半衰期为59.6天,插植后能维持180天的不间断放疗,局部放射剂量可高达160Gy,给插植区肿瘤细胞以致死性杀伤。

(三)放射性粒子组织间插植的放射生物学优势

放射性粒子以低剂量率、持续性照射,使处于放射敏感时相(G2 - M期)和非敏感时相肿瘤细胞的比例存在再分配,这样就增加了杀伤机会;

连续不断的照射使肿瘤细胞的损伤效应累计叠加,增殖期的细胞被杀伤,静止期的细胞则进入敏感期(G2 - M期),细胞周期的延长,提高了G2 - M期照射剂量,从而有助于提高放射敏感性;

低剂量率放射的生物学特性,对亚致死放射损伤修复能力强、放疗后肿瘤细胞再充氧过程差、含乏氧细胞比例高、分化程度高及生长缓慢的肿瘤要优于常规的外放疗技术;

低剂量率持续性照射使生物效应明显提高,对DNA双链断裂破坏完全,治疗增益提高,同时释放低能软X射线,具有增加RBE的作用;延长照射时间以及减少剂量率,可使正常组织的损伤明显减少,而对肿瘤细胞杀伤没有影响。

(四)放射性粒子组织间插植的优点

放射粒子的穿射距离短,仅有1.7cm,通过调整粒子源间距和活度,靶区外剂量可得到很好控制,周围正常组织可以得到有效保护,达到良好的适形效果,肿瘤得到高剂量照射,疗效高,而正常组织放射损伤小,并可降低晚反应组织损伤的发生率;

放射性粒子持续性低剂量率的照射,能够对进入不同分裂周期的肿瘤细胞进行不间断的照射,提高了放射敏感性,有较高的放射生物效应;

放射性粒子为钛合金封装的微型粒子,与人体有较好的组织相容性,不被人体吸收,不会产生放射泄露,使防护简单,安全性好;

大部分患者可在门诊完成放射性粒子插植治疗,明显减少治疗费用,减轻患者经济负担。

(五)放射性粒子插植治疗适应证

1. 术中应用

当肿瘤累及包绕重要器官(如颈总动脉),手术无法根治、术中残存肿瘤或切缘距肿瘤太近(<0.5cm)时,术中行局部放射性粒子插植。

2. 术后应用

手术发现肿瘤局部扩散或区域性淋巴转移,为增强根治性效果可术后放射性粒子插植减少肿瘤局部复发和转移；对 N0 患者可在淋巴回流途径植入粒子，预防淋巴转移的发生。

3. 单独应用

未经治疗的原发肿瘤、因年老或心肺等疾病无法手术、拒绝手术的病例、转移性肿瘤病灶失去手术价值者、无法手术的晚期、复发病例。

4. 与放疗联合

当外照射效果不佳肿瘤残留、放疗后失败复发的病例；也可作为外照射局部剂量的补充。

（六）放射性粒子的物理剂量学特点

放射源周围的物理剂量分布是按照与放射源距离的平方反比下降，如距源 1cm 与 2cm 剂量比为 4∶1，1cm 与 3cm 为 9∶1。

粒子植入治疗是在不均匀剂量率模式下的照射，只能做到靶区的高度适形，或在不同剂量区域范围内达到 ±5% 的剂量分布。

（七）放射性粒子的选择

放射性粒子的选择主要依据放射源半衰期的长短、射线的类型和能量，常用的放射核素有 125 碘、103 钯和 198 金，半衰期分别是 59.6 天、16.79 天和 2.7 天。

目前常用的 125 碘粒子直径 0.8mm，长度为 4.5mm，外壁为厚 0.05mm 的钛杯，中心为直径 0.5mm × 3.0mm 的渗过 125 碘的银棒。

（八）放射性粒子植入的操作程序

1. 治疗前的准备

①接受放射性粒子组织间插植的患者必须符合治疗的适应证；预计患者生存期在 6 个月以上。

②有明确的病理学检查报告以及其他常规检查。

③有 B 超、CT、MR 等影像学资料以确定肿瘤靶区的立体治疗位置。

④患者/家属同意并签订放射治疗知情同意书。

2. 制定放射治疗计划，完成计划设计

根据患者病变的 CT、MRI 或 B 超影像，在三维电脑治疗计划系统对病人的影像进行数字化处理。

勾画出治疗靶区及周围组织的轮廓包括：靶区、体表、敏感器官、重要器官。

找到最佳粒子植入路径。

确定治疗剂量、阵列,再综合靶体;肿瘤周边匹配剂量(matched peripheral dose,MPD)90~110Gy。

选择放射源种类和数量。

计划系统输出动态三维立体等剂量曲面使医生观察到剂量曲线对靶区的包络程度,90%的肿瘤靶体积包在90%剂量范围内。

认可后输出计划报告。

通知放射粒子送达需要明确放射粒子送达的时间及数量。

粒子插植设备的准备和消毒:125碘粒子可用不超过135℃、35磅高压蒸汽消毒、环氧乙烷(ETO)消毒或新洁尔灭浸泡30分钟消毒。

微创插植(工作人员在操作过程中需要防护):

固定患者体位及重要器官,应用CT、B超、MR、模拟机观察肿瘤位置;可用模板固定肿瘤在体表的位置。

术区麻醉及使用镇静剂。

消毒、插入植入针,消毒、插入植入针,粒子针平行排列,间距1~1.5 cm,避开血管及重要器官,检查植入针的位置,植入粒子,粒子插植一般应超出瘤边缘外1~1.5cm;取出植入针体并消毒包扎;工作人员在操作过程中需要防护。

检查植入针的位置,植入粒子。

取出植入针体并消毒包扎。

3.插植后常规

通过透视、排X片或模拟机检查来核对患者插植粒子数;

检测工作环境放射剂量,工作全程均需要实时防护剂量监测和记录;

废弃粒子或被污染应放置在防护罐内,按照国家放射线废弃物有关规定处理。

(九)放射性粒子组织间插植后的注意事项

粒子持续作用时间一般为3个半衰期,在此期间要求患者能够配合追踪管理;

粒子辐射的射线大多作用在患者体内,但治疗后1~2个月内,仍应尽量避免与孕妇、儿童密切接触,或保持1m以上距离;

植入粒子后第1天、第4~6周各随访一次,其后每3个月随访1次,共2年。

(十)放射性粒子组织间插植的并发症、处置和预防

(1)插植时发生明显出血

一般压迫止血即可,严重者需静脉点滴止血药。如术者熟悉局部解剖、术前化验

检查、插植时避开大血管、放粒子前注意有无回血、拔针后加压数分钟即可避免该并发症的发生；

(2)局部组织坏死

一般发生在插植粒子过密、紧贴颌骨、放射剂量过大时。如制订正确的放疗计划，避免放射热点，粒子与颌骨距离 1cm 以上，可避免该并发症的发生。一旦发生组织坏死、特别是骨坏死，愈合很困难，因此要预防为主；

(3)粒子移动入血管引起肺栓塞

有报告粒子植入后因局部组织收缩或肌肉挤压使粒子移入血管随血液流动引起肺栓塞。胸片可见粒子影像，一般患者无自觉症状及体征，仅随访无特殊处理；

(4)粒子移动入血管引起脑栓塞

此可引起严重后果，必须高度重视，重在预防；

(5)插植区局部感染

主要因消毒不严或手术污染引起，有脓腔形成多需切开引流。严格按无菌术行粒子插植应可避免其发生。

十一、放射性粒子插植的应用

(一)脑肿瘤的放射性粒子组织间插植

由于分化差的肿瘤具有侵蚀或浸润性生长的特点，与脑组织无明确分界，难以彻底切除，因此大多数脑胶质瘤患者术后或放疗后复发。肿瘤复发后的治疗手段非常局限，并且疗效不令人满意。而近年来的研究显示放射性粒子植入治疗脑胶质瘤有较好的疗效，尤其是复发患者。

目前放射性粒子植入应用于临床治疗的脑肿瘤包括：脑星形细胞瘤、脑胶质瘤、脑转移瘤等。放射性粒子植入的急性不良反应包括：癫痫发作、神经症状恶化，而感染和出血较少，此外，晚期不良反应包括脑坏死和脑水肿，严重的放射性坏死往往需要激素治疗。

(二)鼻咽癌的放射性粒子组织间插植

在 CT 及鼻窦内镜的定位和引导下进行放射粒子组织间植入治疗作为鼻咽癌外照射后推量手段，可以提高局部的控制率。

(三)胸部肿瘤的放射性粒子组织间插植

非小细胞细性肺癌：采用电视胸腔镜或小切口直视下放射性粒子植入治疗。粒子植入治疗适应症包括局部或区域性癌症的延伸扩散病灶，特别是累及重要组织，难以手术切除者；复发或转移性癌，病灶较孤立者；外放疗后癌灶局部残留。并发症有气胸、咯血痰、胸膜腔出血、粒子脱入胸膜腔等。

乳腺癌：外放疗后常会造成乳腺组织的纤维化，不但影响美观而且给保乳失败后的再次手术带来困难。随着前哨淋巴结活检技术的不断发展，在切除原发肿瘤后于瘤床及其可能引流的前哨淋巴结中植入放射性粒子以预防肿瘤的转移复发，即使保乳失败也不会给再次手术带来太大的困难。此外，对于术后有切缘不净、有广泛的导管内癌成分、易于复发的病理类型，放射性粒子植入治疗更具合理性，因为剂量更高更集中，局控率可能提高。

食管癌：把外科手术与放射粒子植入近距离放疗相结合是治疗食管癌的又一新途径。

（四）腹部肿瘤的放射性粒子组织间插植

（1）原发性肝癌

放射性粒子植入术治疗肝癌是目前联合治疗的最新手段之一，适应症为未经治疗的原发癌、局部或区域性浸润扩散区，特别是累及重要组织，难以手术切除的以及复发性或转移性癌等。放射性粒子植入治疗可在肿瘤靶区剂量分布与在肿瘤形状高度一致，同时避开胰腺周围正常胃、结肠小肠等组织，使这些组织结构接受的照射剂量最小。

（2）结、直肠癌

125I 植入治疗配合外照射是结直肠癌患者复发后的有效补救治疗方法，尤其适于孤立的、亚临床和较小病灶的小范围治疗，可以取得较好的效果。粒子种植治疗直肠癌的优势在于：①125I 粒子种植治疗是在术中直视下进行的，所以肿瘤治疗体积的丢失几率大大减少；②肿瘤治疗体积周围的器官接受射线照射剂量最小；③肿瘤接受剂量最大；④网膜折返处可以保护小肠；⑤粒子治疗没有明显的神经损伤。

胰腺癌粒子治疗胰腺癌是一种有效的局部治疗手段，对胰腺癌病人最见效的是疼痛缓解比较快，而且作用持久；其次是对肿瘤局部有很好的控制作用。适应证：①经病理证实手术不能切除的局限性胰腺癌；②在为解除黄疸而行吻合术的同时种植粒子；③影像学证实肿瘤无远处转移；④KPS 评分≥70 分；⑤无全身衰竭症状。并发症：根据粒子植入部位不同，可产生不同的并发症。如植入粒子位置不当、分布不均、粒子聚集在肿瘤表面，会造成正常组织局部出血、胃肠穿孔、胰瘘或感染。

（五）前列腺癌的放射性粒子组织间插植

目前公认的适应证为局限性前列腺癌，现美国西雅图医院每年用放射性粒子植入治疗前列腺癌 400 多例，疗效与根治性手术相同，并将此方法作为早期前列腺癌首选。

治疗指征:①PSA <10 ng/ml,②肿瘤分期≤T2bN0M0,③Gleason 评分<7 分,④前列腺体积<60ml。符合上述指征的病例被称为低危病例,可以接受单纯放射性粒子治疗。放射性粒子植入近距离治疗前列腺癌引起的并发症主要有直肠损伤、尿道狭窄和性功能障碍。还可能发生急性尿道狭窄和前列腺炎。

(六)粒子放射源的选择

短暂种植治疗的粒子包括 192Ir、60Co 和 125I,剂量率一般为 0.5 ~0.7Gy/h。短暂种植治疗所使用的放射性核素由于释放高能射线,不易防护,临床应用有限。

永久粒子种植治疗的核素释放低能量光子,包括 198Au、103Pa 和 125I,剂量率一般为 0.05 ~0.10Gy/h。

新的放射源有 241Am、169Yb、252Cf,其中 252Cf 的射线为中子线。

有效治疗时间和肿瘤细胞倍增时间有关,如果肿瘤细胞倍增时间较短,则无效剂量(即有效治疗时间以后的剂量)将增加。因此,倍增时间较短的肿瘤细胞宜采用开始剂量较高的放射粒子,粒子种植治疗对于倍增时间较长的肿瘤组织更合适。

不同种类的粒子,半衰期不同,临床应用适应证有区别。如 125I 的半衰期较长,正常组织耐受较好,防护要求较低,用于治疗分化较好的肿瘤。103Pd 的半衰期较短,使受损伤的癌细胞修复减少,肿瘤的再分布减少,用于治疗分化差、恶性程度高的肿瘤。

第四章 头颈部肿瘤

第一节 口腔癌

口腔癌是发生在口腔的恶性肿瘤之总称,大部份属于鳞状上皮细胞癌,所谓的黏膜发生变异。在临床实践中口腔癌包括唇癌、牙龈癌、舌癌、软硬腭癌、颌骨癌、口底癌、口咽癌、涎腺癌和上颌窦癌以及发生于颜面部皮肤黏膜的癌症等。口腔癌是头颈部较常见的恶性肿瘤之一。

一、口腔癌概述

(一)流行病学

口腔癌是头颈部较常见的恶性肿瘤之一。据国内有关资料统计,口腔癌占全身恶性肿瘤的1.9% ~3.5%;占头颈部恶性肿瘤的4.7% ~20.3%,仅次于鼻咽癌,居头颈部恶性肿瘤的第2位,在亚洲的印度与巴基斯坦等国则高达40% ~50%。口腔癌以男性多见。口腔癌病例中,以舌活动部癌最常见,其次为颊黏膜癌。

(二)发病原因

长期嗜好烟、酒:口腔癌患者大多有长期吸烟、饮酒史,而不吸烟又不饮酒者口腔癌少见。印度 Trivandrum 癌肿中心1982年治疗234例颊黏膜癌,其中98%有嚼烟叶及烟块史。世界上某些地区,如斯里兰卡、印度、缅甸、马来西亚等地的居民,有嚼槟榔的习惯。

咀嚼槟榔等混合物能引起口腔黏膜上皮基底细胞分裂活动增加,使口腔癌发病率上升。美国 Keller 资料显示吸烟不饮酒或酗酒不吸烟者口腔癌发病率分别是既不吸烟也不饮酒的2.43倍和2.33倍,而有烟、酒嗜好者的发病率是不吸烟也不饮酒者的15.5倍。酒本身并未证明有致癌性,但有促癌作用。酒精可能作为致癌物的溶剂,促进致癌物进入口腔黏膜。

口腔卫生差:口腔卫生习惯差,为细菌或霉菌在口腔内滋生、繁殖创造了条件,从而有利于亚硝胺及其前体的形成。加之口腔炎，一些细胞处于增生状态，对致癌物更敏感，如此种种原因可能促进口腔癌发生。

异物长期刺激：牙齿根或锐利的牙尖、不合适的假牙长期刺激口腔黏膜，产生慢性溃疡乃至癌变。

营养不良：与缺乏维生素 A 有关，因为维生素 A 有维持上皮正常结构和机能的作用，维生素 A 缺乏可引起口腔黏膜上皮增厚、角化过度而与口腔癌的发生有关。人口统计学研究显示摄入维生素 A 低的国家口腔癌发病率高。维生素 C 缺乏尚无资料证明与口腔癌有关。也有认为与微量元素摄入不足有关，如食物含铁量低。总蛋白和动物蛋白摄取量不足可能与口腔癌有关。锌是动物组织生长不可缺少的元素，锌缺乏可能导致黏膜上皮损伤，为口腔癌的发生创造了有利条件。

黏膜白斑与红斑：口腔黏膜白斑与增生性红斑常是一种癌前期病变。

紫外线和电离辐射：从事户外工作者，长期暴露在日光直接照射下，其唇癌和皮肤癌的发病率都较高。电离辐射可引起遗传物质 DNA 的改变，激活肿瘤基因而导致癌变，无论是 r 线或 X 线都有致癌作用。在广东省，由于鼻咽癌放射治疗的广泛应用，放射区的口腔任何部位第二原发癌的发病危险性都有所增高。

其他：诸如微生素 A_1 和 B2 以及微量元素饮，锌和砷的缺乏等都会增加机体对致癌物的敏感性。另外，慢性肝炎、肝硬化及病毒感染等导致机体免疫力低下的疾病也与口腔癌的发生有一定的关系。

二、口腔癌分类

（一）舌癌

舌癌分为舌体癌（舌前 2/3）与舌根癌（舌后 1/3），舌体癌属于口腔癌，而舌根癌属于口咽癌。本节主要指舌体癌。舌癌在口腔癌中最常见，其构成比居第 1 位。

1. 诊断要点

临床症状与体征：包括舌体肿块、溃疡、疼痛、出血、舌运动受限。以致进食困难、语言不清。触诊可扪及新生物。

影象学诊断：CT 片能显示原发灶、邻近骨侵犯和转移淋巴结、但 MR 图像对评估小肿瘤的性质、范围、软组织侵犯的诊断敏感性更高。B 超检查对颈部转移性淋巴结的大小、结构、性质的敏感性较 MR 更高，可作为筛选可疑转移淋巴结的主要的客观的辅助检查方法。

病理学诊断：凡在舌表面溃疡或新生物周围触及硬组织者，应及时进行活检，明确诊断。

2. 病理

95%的舌体癌为鳞癌，白斑恶变也常见。T_1、T_2的N0患者，19%有潜在亚临床淋巴结转移，T_3、T_4的N_0患者，32%有潜在亚临床淋巴结转移。另外，肿瘤浸润厚度超过2mm的N0患者，潜在亚临床淋巴结转移的风险较高。

3. 治疗选择

早期高分化的舌癌，无论放疗、手术切除或冷冻治疗，疗效均佳。晚期舌癌应采用综合治疗。

早期患者（T_1和表浅T_2）应首选手术根治性切除原发灶和适当的颈淋巴清扫；当切缘不足或切缘阳性、多个淋巴结转移、肿瘤包膜外侵犯或与血管神经粘连时，应行术后放疗。患者不愿或不能耐受手术，或手术会严重影响功能者，也可首选单纯放疗。

中期患者（较大的T_2、T_3）推荐肿瘤局部切除＋术后放疗。

晚期患者（T_4），肿瘤扩大切除加＋术后放疗。可行术前放疗50Gy，以提高手术完全切除率。全身情况差的晚期患者，行姑息放疗。

4. 放射治疗

外放疗＋后装/组织间插植：外照射50Gy/5w＋后装放疗3－5GyX5～10次。

姑息放疗：剂量根据患者耐受情况，50－65Gy。

术后放疗：切缘阳性和切缘不足，外照60～66Gy；切缘阴性患者外照55～60Gy。

外照射范围：N_0患者照原发灶加上颈部，N1－3患者照原发灶加全颈部。

5. 并发症及处理

放射性溃疡含服康复新口服液、西帕依固龈液含漱和贝复剂喷雾剂等可有效减轻症状。其他对症处理。

（二）口底癌

1. 病理分类

以鳞癌为主。

T1N0、T_2 N_0病灶，厚度大于1.5mm，应行同侧颌下和颈深上淋巴结预防照射。

2. 症状

早期表现为舌尖下或舌颌间隙小肿块或小溃疡；晚期表现为口底肿块伴疼痛，出血，牙齿松动，口臭，语言障碍。晚期患者50%～70%有淋巴结转移，其中有20%～30%有双侧颈部淋巴结转移。

3. 治疗选择

早期 T_1 和表浅 T_2:单纯放疗和手术疗效相似。因放疗后有放射性骨坏死的风险,以手术治疗为首选。

中期大 T_2 和外生形 T_3:肿块浸润或固定或侵犯下颌骨以手术治疗为主。对无手术指证及拒绝手术治疗者,可单纯根治性放疗或姑息放疗。下列情况考虑术后放疗:切缘不足或切缘阳性、周围神经侵犯、区域淋巴结引渡间隙侵犯。颈清标本若发现多枚淋巴结转移或有淋巴结包膜侵犯,也需行术后放疗。

晚期:手术加术后放疗。对手术难以切除者,可行术前放疗。术后一般加术后放疗 20Gy。

4. 放射治疗

外放疗:范围包括原发灶扩大及上颈部;

肿瘤离下颌骨 0.5cm 以上可行近距离组织间插植治疗;

外照射剂量 45Gy + 组织间插植剂量 25 ~ 30Gy;

晚期口底癌术前放疗 45 ~ 50Gy,休 3W 后手术,术后一般加术后放疗 20Gy。

5. 并发症及处理

放射性溃疡含服康复新口服液、西帕依固龈液含漱和贝复剂喷雾剂等可有效减轻症状。其他对症处理。

(三)颊黏膜癌

发生于上下颊沟之间、翼颌韧带之前(包括口角及唇内侧)黏膜,发病率居口腔癌第二位。

1. 诊断要点

临床症状与体征:表现为颊黏膜的糜烂、肿块或溃疡,可同时伴有白斑或扁平苔藓。侵犯翼内肌可引起张口困难,晚期病变可侵及上下齿龈及颌骨,侵犯颞下窝达颅底,向外可穿破颊部肌肉、皮肤破溃形成瘘管,可伴有颌下淋巴结、上颈部淋巴结肿大;

影像学诊断:CT/MRI 检查对了解周围结构有无受侵有帮助;

病理学诊断:确诊需经活检病理学证实。

2. 颊黏膜癌的病理

大多数为分化好的鳞癌,少数为粘液表皮样癌或小唾腺癌,其他有黏膜红斑、白斑癌变、疣状癌等。

3. 治疗选择

对于小的、表浅的与周围正常组织边界清楚的 T_1 病变首选手术切除,可获得满意的疗效，手术应注意将肿瘤周围的黏膜白斑一并切除。早期肿瘤采用近距离放射治疗，辅以中等剂量外照射，既可获得和外科手术相似的效果，又可保持容貌及正常功能。对于累及深部肌肉、龈颊沟和相邻颌骨的 T3、T4 病变，单纯放射治疗局部控制率低，应以手术治疗为主，或手术和放射治疗综合治疗。不能手术的晚期病变，可行单纯外照射或与化学药物综合治疗以缓解症状，提高生存质量。

4. 放射治疗

(1)放射治疗技术

仰卧位，面罩固定，设单侧或双侧颊部野。照射野的上界：颧弓下缘或颧弓上缘 1.0cm 包括颅底(张口困难者)。下界：根据病变范围及颈淋巴结有无转移决定，前界：唇联合后缘。后界：下颌骨升枝后缘或包括上颈部淋巴结，用高能 X 线照射至 40Gy/4W 时缩野，避开脊髓，至 50～56Gy/5～5.5W，再行组织间插植或高能电子束口腔筒放射治疗，以减少下颌骨的受量。对于已有骨受侵的病例，应以外照射为主，(6MV～8MV X 线+高能电子束照射)。66～70Gy/6.5－7W。有条件的单位提倡 3D 适形放疗或调强放射治疗。

(2)口腔筒照射

病变位于颊黏膜后半部侵及臼后三角、咽前柱，软腭而无张口困难，拔除照射区牙齿，选择适当大小的口腔筒，其直径最好能包括病变及周边 0.5cm 的范围，采用 8～9MeV 电子线照射，T_1病变可采用单纯口腔筒照射：60Gy/15F，3F/W，也可外照射 50Gy 后，加口腔筒照射：300cGy/F，照射 8～10 次。

(3)组织间插植近距离治疗

适合于肿瘤位于颊黏膜前中部，无邻近结构侵犯者。病灶 <2.0 cm，浸润深度 < 0.5 cm，在肿瘤和距离最近的骨之间至少有 1cm 的正常黏膜，可行单纯组织间插植近距离治疗，192Ir 后装治疗，60～70Gy/2－3F/4－5W(中心剂量率)，但是每次插植时应尽量避开上一次的进针点。如肿瘤 >2.0cm，可先用 6～8MV X 线，采用上述技术或单野(上、下唇内侧病变)45～50Gy/4.5～5W，再行组织间插植。应特别注意颌骨不能在高剂量区，治疗时单平面插植，颊黏膜与齿龈间安置 2 毫米铅片，以避免颌骨受量过高。

(4)放射与手术综合治疗

T_3、T_4病变应首选放射和手术综合治疗。术前放疗剂量为 50Gy/5W。单纯放疗结束仍有肿瘤残存者，可行手术挽救，仍可获得较好的局部控制率。对于手术后切缘不够的病例，可行术后放疗，方法基本同术前放疗，剂量予 60Gy/6W。

(5)颈部淋巴结的处理

颈部不做常规预防照射,除非伴有深部肌肉浸润和骨受侵的 T_3、T_4 及分化差的癌,照射野应包括同侧颌下颈上和颈中深、二腹肌及颏下淋巴结,可采用同侧上、中颈切线野或同侧水平野,下界至环状软骨,注意脊髓剂量不大于 45Gy。

(四)齿龈癌

大约 80% 的齿龈癌发生于下齿龈,其中 60% 发生于前磨牙的后部,且常伴有黏膜白斑,下齿龈癌约占口腔癌的 10% ~12%,上齿龈癌较为少见,常侵犯上颌窦。

1. 诊断要点

临床症状与体征:牙龈新生物,溃烂刷牙出血;肿瘤累及磨牙后区翼肌时出现张口受限;上齿龈癌侵及鼻腔上颌窦时,有鼻塞、鼻衄;齿龈癌淋巴结转移率为 30% 左右;

影像学诊断:颌骨 X 线片、CT 检查有助于了解是否有骨受侵;

病理学诊断:确诊需行活检病理证实。

2. 病理

多为分化好的鳞癌,腺癌、黑色素瘤少见。

3. 治疗选择

齿龈癌与颌骨关系密切,单纯外照射易引起颌骨坏死,而近距离治疗也困难,故以手术治疗为首选,而放射治疗仅起辅助作用。单纯放疗可选择性用于 T_1 期、无骨受侵的外生型病变及不适合行颌骨手术或拒绝手术的患者。对于手术切缘不净或安全边界不够的病例,行术后放疗可降低局部复发率。

4. 放射治疗

放射治疗技术:仰卧位,张口含口含器面罩固定,采用同侧正交两楔形野(前野加侧野,夹角 90°,采用 45°楔形板或两斜野加同侧电子线补充照射,以保护对侧腮腺);颈淋巴结阴性的患者,照射野下界应至少包括二腹肌淋巴结(至舌骨下缘)。上齿龈癌常易侵及上颌骨及上颌窦,照射野在满足肿瘤情况的同时,应包括上颌窦。

近距离治疗:对非常表浅的早期病变,也可采用 192Ir 近距离敷贴治疗;

术前放射治疗与手术综合治疗:适用于大部分患者,尤其是有骨受侵的患者。照射范围包括原发灶和同侧上颈淋巴引流区。术前放射治疗结束后休息 2 周行手术治疗。

放疗注意事项在放射治疗前,应进行口腔处理,放射治疗剂量不宜过高,以避免颌骨放射性骨髓炎或骨坏死的发生。

（五）硬腭癌

硬腭癌发病年龄与齿龈癌相似，但比舌癌及颊黏膜癌稍晚；中位年龄在50岁以后，男性多于女性。

1. 诊断要点

临床症状与体征：硬腭肿块、溃疡，来自小涎腺的恶性肿瘤较多见，且病史较长，表现为腭部肿物，呈半球状隆起，黏膜光滑紧贴骨面，病变进展后可溃烂。鳞状细胞癌则病史短，发展快，易侵及腭骨并越过中线，局部呈菜花状溃疡，触之易出血。颈淋巴结转移约为20%，主要转移至颌下淋巴结，也可转移至颈深上淋巴结，晚期双侧颈淋巴结转移者并不罕见。

影象学诊断：X线平片（咬合片、硬腭侧位片）及CT检查对了解有无骨受侵有帮助。

病理学诊断：确诊需经活检病理证实。

2. 硬腭癌的病理

硬腭是小涎腺癌最常见的部位，大多数肿瘤分化较好。原发于硬腭的鳞癌较少见，多呈溃疡型，且分化差。

3. 治疗选择

大多数硬腭癌应首选手术治疗。对早期浅表肿瘤，可采用单纯放射治疗，残存灶可行挽救性手术。对于中晚期病变则以放射和手术综合治疗为佳。

第二节　口咽癌

口咽位于鼻咽与喉咽之间，其结构包括舌根部、舌会厌谷、软腭舌面、悬雍垂、颈椎体前软组织、扁桃体、扁桃体窝、咽柱及舌扁桃体沟。口咽癌是起源于口咽部的恶性肿瘤，有上皮或腺体来源的癌，有间胚层来源的各种肉瘤和恶性淋巴瘤。临床上以癌和恶性淋巴瘤为最多。常见的肿瘤的有扁桃体癌、舌根癌及软腭癌。

一、扁桃体癌

扁桃体癌是头颈部常见的恶性肿瘤之一，约占全身恶性肿瘤的1.3%～5%，占头颈部恶性肿瘤的3%～10%左右。本病以男性多见。发病年龄以50～69岁为高峰，约占各年龄组的60%～90%。发病原因与吸烟、过量饮酒等因素对其黏膜的刺激有关。此外，扁桃体黏膜角化症、白斑以及由各种原因所致的局部瘢痕等也可能诱发癌变。癌瘤多发生于扁桃体上极，常有浅表溃疡，也可有浸润，经扁桃体上窝及舌腭弓向软腭侵犯，进而向下侵及舌根，并常有颈淋巴结转移。

（一）病理

（1）大体分型

形态上可分为表浅生长型、外生型、溃疡型和浸润型。其中外生型多见，而溃疡和浸润型一般混合存在；

（2）组织学分型

主要分为鳞癌、低分化癌与未分化癌三种类型，偶可见淋巴上皮癌。鳞癌多起源于咽前、后柱，较少发生浸润，肿瘤生长慢，淋巴结转移率低。低分化及未分化癌常以溃疡性生长为主，易侵犯舌扁桃体沟和舌根部。

（二）临床表现

早期症状不明显，只有咽部不适，异物感或轻微疼痛。晚期可有明显咽痛，吞咽时加剧，并可放射到同侧耳或面部。常有口臭、出血及张口困难等症状。

一侧扁桃体明显肿大，呈结节状或菜花状，或表面有溃疡、坏死、假膜。肿瘤发展快，常侵犯周围组织，出现吞咽、呼吸障碍。

早期常用颈淋巴结转移，出现同侧或双侧颈淋巴肿大、质硬、固定。

（三）诊断要点

临床症状：常见症状是单侧咽喉部疼痛，严重的有咬合不全，张口困难等。

体征：张口时可见扁桃体区肿大，肿瘤向上可侵犯软腭、硬腭、侧方可侵犯舌根及颊黏膜，前方可侵犯磨牙后区域，后方可侵犯咽侧壁。可用手指触诊扪及肿块以了解肿瘤的质地及侵犯范围，颈部可扪及转移性淋巴结肿大。

影像学诊断：CT 及 MRI 可显示占位性病变及颈部淋巴结转移情况。

病理学诊断：行局部肿瘤咬取活检、扁桃体摘除术或针吸穿刺活检。

（四）治疗

1.治疗选择

根治放疗：早期患者经放射治疗后，不仅可得以治愈，而且能有效地保留器官解剖结构及功能的完整性。

综合治疗：放疗不敏感的扁桃体患者或颈部放疗后残留病变行手术治疗，伴远处转移的扁桃体癌患者应辅以化疗。伴有舌根、软腭和口咽侧壁受侵的晚期扁桃体癌

(T_3和 T_4),单纯放疗难以治愈,可采用原发灶放疗 + 手术综合治疗,颈部行手术清扫术。

2. 放射治疗技术

肿瘤定位:临床检查包括间接喉镜,手指触诊,颈侧位片及 CT 等明确肿瘤范围。目前较理想的定位方法是 CT 三维模拟定位;

体位:规照射体位以仰卧水平照射为主,可以口含口塞固定舌体和下颌骨,有条件者以头架面罩固定技术,用头颈肩面罩更好;

射野:据病灶勾画靶区作 TPS 计划,CTV 应包括原发病变、周围邻近结构(包围颊黏膜、齿龈、舌根、鼻咽和咽侧、后壁)和上颈淋巴结(包括颈后淋巴结),上界位于颧弓水平,下界位于甲状切迹或根据病变向下侵犯的范围而定,前界至少超出病变前约前 2cm,后界包括颈后淋巴结。并采用低熔点铅固定挡铅及 MLC 来保护正常组织;

放射剂量:单纯放疗 65 ~70Gy;术前放疗剂量 45 ~50Gy;颈部预防性放疗剂量为 50Gy/5 周。N2 -3 的病变单纯放疗局控率差,多需辅以颈淋巴结清扫术。

3. 放射注意事项

密切随访血常规,尤其是白细胞和血小板计数的变化;

密切观察患者的肿瘤退缩及咽喉部黏膜反应,咽喉部黏膜肿胀加剧时应注意观察声门大小及呼吸情况;

由于咽痛及咽部反应常影响患者进食,故放疗中需密切观察加强支持疗法并辅以抗炎、消肿、激素药物,必要时随访血电解质。

二、舌根癌

好发于 50 ~70 岁的男性,男女发病比约为 2 ~5: 1,近年来女性发病率有上升趋势,可能与女性抽烟人数增加有关。

(一)诊断要点

1. 临床症状与体征

早期最常见的症状是舌咽部疼痛,吞咽及咳嗽时加重;晚期可出现语音不清及吞咽困难。需行间接喉镜或纤维内窥镜检查发现舌根部病灶;触诊不但可证实结节或硬块的存在,还可了解肿瘤的范围。颈淋巴结转移多见,通常转移至颈深上淋巴结和二腹肌淋巴结,其次为颈后淋巴结和颌下淋巴结;

2. 影像学诊断

CT、MRI 检查对了解肿瘤大小、浸润深度及邻近结构有无受侵有帮助,并可了解颈淋巴结情况；

3. 病理学诊断

确诊需经活检病理证实。

(二)治疗

1. 治疗选择

早期病变首选放射治疗,可较好保留语音、吞咽等功能。晚期可手术切除的病变,采用手术及手术和放射综合治疗;晚期不能手术切除的病变,采用放射治疗。

2. 放射治疗

放射治疗技术:通常采用两侧平行相对野及下颈锁骨上垂直照射。两侧平行相对野包括原发灶和上颈部淋巴引流区,上界为颧弓上缘,下界包括声门上喉,前界包括咽颊及部分舌体,后界颈后三角淋巴引流区。通常用大野照射剂量至40Gy,两侧野的后界前移避开脊髓继续照射至60Gy,以原发灶为中心再次缩野,加量至根治量60～70Gy/6－7W,也可采用深部 X 线或电子线自颌下针对舌根和舌会厌谷加量5～10 Gy,颈后区加用合适能量的电子线照射。

近距离放射治疗:用高剂量率近距离组织间插植的方法,外照射45～50Gy/4.5～5W,则补充近距离放射,T_1、T_2病变20～30Gy,T3、T4 病变30～40Gy。

三、软腭癌

软腭癌占原发腭部恶性肿瘤的13.5%。

(一)诊断要点

临床症状与体征:软腭癌易于查见,可有浅表溃疡、软腭运动不对称等,触诊病变多较硬,淋巴结转移率为30～50%,通常转移至颈深上淋巴结和二腹肌淋巴结;

影像学诊断:CT、MRI 检查对了解周围结构有无受侵有帮助,并可了解颈淋巴结情况;

病理学诊断:确诊需经活检病理证实,溃疡病变应于边缘活检。

(二)治疗

1. 治疗选择

软腭癌常有局部外侵,手术切除范围大,局部修复和重建困难,常影响术后语音功能的恢复,放疗对早中期肿瘤治愈率较高,且对功能损害较小,不需要假体或组织重建,因此除极小的浅表性病变可采用单纯局部手术切除外,一般均以放疗或放疗与手术综合治疗为主。

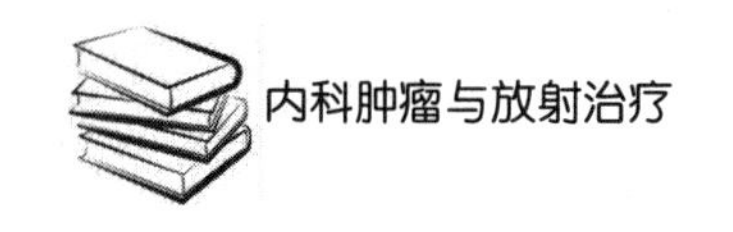

2. 放射治疗

放射治疗技术:外照射通常采用两侧平行相对野,包括原发灶和上颈部淋巴结。通常用大野照射剂量至40Gy,再缩野加量至根治量60～70Gy/6～7W。

口腔筒照射:外照射40～50Gy/4～5W,口腔筒照射20～30Gy/5～10F。

近距离放射治疗:用高剂量率近距离敷贴或组织间插植的方法,外照射40～50Gy/4～5W,则补充近距离放射20～30Gy。

颈部淋巴结的处理:如病变为高分化鳞癌,上颈无转移淋巴结,照射野包括原发灶及上颈淋巴引流区,中下颈不需预防性照射;如一侧上颈淋巴结阳性,则同侧中下颈及锁骨上区应行预防性照射,而对侧中下颈无需照射;如双侧上颈淋巴结阳性,则双侧中下颈及锁骨上区均需行预防性照射。如病理为低分化鳞癌、低分化癌或未分化癌,不论上颈淋巴结有否转移,双侧中下颈及锁骨上区均需行预防性照射。

第三节　喉癌

喉癌是头颈部最常见的恶性肿瘤,其发病率一般在(1～2)/10万,占全身恶性肿瘤的2%,占头颈部恶性肿瘤的8%,并有逐年增长的趋势。美国国立癌症研究所资料,1973—1987年喉癌发生率增加0.5%。喉癌在男女性别方面发病率差别甚大,国外资料男女比为8.4～25.6∶1,我国南方为5～15∶1,辽宁省(1986年)为1.97∶1,上海市(1986年)为6.75∶1。城市喉癌的发病率明显高于农村。空气污染较重的城市高于污染轻的城市。喉癌患者最多见于50～70岁,发病率最高男性为65～69岁年龄组,女性则较早,为55～59岁年龄组。

喉癌的病因至今未能确切的明确,但有些作者认为与以下因素有关:吸烟者发病率明显比不吸烟者高,而且吸烟越多发病率越高。另外喉上皮增生症指喉黏膜白色病变,包括角化症、过度角化症、黏膜白斑及增生性喉炎等有癌前病变之称。也有认为放射损伤可产生喉癌,特别是小剂量放射有致癌的危险。

(一)临床表现

喉癌的临床表现常按其发生的部位而定。目前国内、外通用将喉癌分为声门上(supraglottis)、声门(glottis)、声门下三种类型(subglottis)。其临床表现分别如下:

1. 声门上型

包括原发于声带以上部位的癌肿,如会厌、杓会厌襞、室带等。此型喉癌分化较差，发展较快。由于该区淋巴管丰富，常易向颈深上组位于颈总动脉分叉处的淋巴结转移。早期症状仅觉喉部有异物感、咽部不适，以后癌肿表面溃烂时，则有咽喉痛。咽痛可放射至耳部，甚至影响吞咽。晚期癌肿侵蚀血管后则有痰中带血，常有臭痰咳出侵及声带时则有声嘶、呼吸困难等。

2. 声门型

局限于声带的癌肿，以前、中 1/2 处较多，分化较好，常属鳞癌Ⅰ、Ⅱ期。发展较慢，由于声带淋巴管较少，不易向颈淋巴结转移。主要症状为声嘶，并逐渐加重。肿瘤增大时阻塞声门，可出现喉鸣和呼吸困难，晚期有血痰和喉阻塞症。

3. 声门下型

即位于声带以下、环状软骨下缘以上部位的癌肿。该区较为隐匿，不易在常规喉镜检查中发现。早期可无症状，以后则发生咳嗽、血痰。晚期由于声门下区被癌肿堵塞，常有呼吸困难。亦有穿破环甲膜，侵入甲状腺、颈前软组织，亦有沿食管前壁浸润者。

(二)诊断

1. 病史

喉癌的诊断依靠详询病史。凡持续性声嘶哑超过 4 周，年龄超过 40 岁者；对进行性咽喉不适、异物感、疼痛的病人，应及时进行颈部及咽喉部检查，以防漏诊。颈部检查主要观察甲状软骨的轮廓是否正常，甲状舌骨膜有否隆起。喉的摩擦音存在与否。注意检双颈淋巴结，特别是颈深上，中组是否肿大。

2. 推荐检查

常用于临床有间接喉镜，纤维喉镜等。

(1)间接喉镜检查

是一种简便，无痛苦的基本检查法。少数患者咽反射敏感。暴露不理想需行表面黏膜麻醉。检查进行意观察喉内梨状窦的结构变化以及声带活动情况，可疑处应行活检。

(2)纤维喉镜检查

近年普通用于临床。其优点为操作简便，视野清楚，能查见细微变化以及间接喉镜难以看清的部位，如会厌喉面，喉室，声门下等。另外开口困难，会厌难抬举者更适合此法。

(3)喉部 CT 检查

主要作为显示肿瘤部位，侵犯范围，特别是喉外受累，会厌前间隙，声门旁侵犯及颈淋巴肿大有一定诊断价值。

3. 可选择检查

颈部软组织侧位X线片：主要观察会厌前间隙，舌根，会厌，喉室，声门下情况，局部解剖变位，肿胀，密度增加，阴影不规则，对诊断有一定参考价值。喉部体层拍片、造影检查等。DNA定量测定对喉癌的早期诊断、恶性度估计和预后判断有一定意义。

（三）治疗

治疗选择：

手术治疗：伴严重喉阻塞的喉癌患者可先行手术切除，术后视具体情况决定是否需要术后放疗，Ⅲ、Ⅳ期病例经术前放疗后行全喉切除或根据情况行保留喉功能的手术，放疗后复发者可行手术挽救。有颈淋巴结转移者，一般应做颈部淋巴结清扫术。

放射治疗：喉癌的放射治疗疗效肯定，且有保留喉功能的作用，故在早期喉癌的治疗中，其优势在临床中得到普遍肯定。

化疗：适用于适合手术的晚期喉癌，可通过诱导化疗+放射治疗的方法获得和根治性手术一样的效果，从而最大可能的保留器官功能。

激光治疗：近年激光治疗技术的发展，使得激光治疗从传统的气化发展成为能将肿瘤分区切除的治疗效果，具有治疗时间短，费用低廉，又能保留器官功能的优势，可在早期病例中应用，但其对术后发音功能的保护逊于放射治疗。

（四）放射治疗

1. 放疗前准备

未经手术的患者应充分检查并评估气道阻塞的程度，以避免因疾病进展或放疗后局部水肿引起喉阻塞的危险。

术后患者应更换硅塑气管筒以避免金属气管筒在照射野内增加不必要的局部反应。

2. 放射治疗技术

（1）肿瘤定位

通过间接喉镜、纤维喉镜、喉硬窥镜，颈侧位片、钡剂造影、碘片、CT、MRI等检查来确定肿瘤范围，二维及三维模拟定位，勾画靶区、TPS计划设野。体表定位法，可根据解剖标志来确定喉内结构的位置，喉结节与环甲膜连线中点相当于声带水平，环甲膜中点相当于声带下1～1.5cm。

（2）体位

常用照射体位以仰卧水平照射为主，头最大限度后仰，有条件者可辅以头架面罩固定技术，能用头颈肩面罩固定更佳。

（3）射野

声门型以声带为中心，包括全部声带，前、后联合至颈前缘，一般上界位于舌骨或其下缘水平，下界为环状软骨下缘，后界为颈椎椎体前缘或颈椎椎体前、中1/3交界处，前界开放至颈前缘1cm左右，双侧水平性对穿照射，视野面积多选用$5\times5cm^2$，$5\times6cm^2$或$5\times7cm^2$。声门上型喉癌有向上，向前发展的特点，即颈转移率高及转移发生早，故射野的设计应充分包括原发病灶及颈部引流淋巴结区域，N0病人应行上中颈淋巴结引流区预防照射，下颈不做照射，若上中颈淋巴结阳性，则双下颈、锁骨上区域要做预防性照射。声门下区癌相当少见，视野应包括下颈、锁骨上淋巴结、气管及上纵隔。术后补充放疗的射野应视手术范围，残余情况及切口情况具体来定。

（4）能量的选择

因声门癌的位置表浅且多位于声带前1/3~1/2，故Co-60或4MV直线加速器为首选，也可用6MV直线加速器加合适角度的楔形板，或采用颈前电子线补量来达到理想的剂量分布。而对声门上、下区癌，射线能量的大小对疗效的影响不大。

（5）放射剂量

根治剂量为60~70Gy，相对TD≤50Gy时已消退的肿瘤，60~70Gy已足够，疗终仍有局部残留的可外照射加量2~3次，总量达76Gy，疗后复查3月后仍有残留可考虑手术切除。术前放疗剂量为50~55Gy，术后放疗剂量为60Gy以上，具体剂量取决于原发肿瘤大小，范围及淋巴结转移情况而予60~70Gy，对术后肿瘤有残余的，可行局部加量至65~70Gy，术后放疗可在术后2~4周开始，最迟不超过6周，一般以常规照射为主，晚期或术后放疗可采用超分割及加速超分割治疗改进局控率。

3. 放疗注意事项

密切观察患者的呼吸、谨防因疾病进展或放疗后喉水肿、喉阻塞的危险；

密切观察气管造瘘口的通畅及是否有炎症。

4. 放射合并症及处理

急性并发症：放疗中或放疗后一月出现的声嘶、吞咽困难、吞咽疼痛，以及射野内皮肤色素沉着，射野较大的患者可出现口干、味觉改变、进食差、体重减轻等。可采取禁声、定期雾化吸入并加强支持疗法来减轻急性反应程度。

晚期并发症：常见有喉水肿，软骨坏死及喉软骨炎。其发生率与肿瘤范围，剂量高低及照射野大小呈正比;疗前喉软骨受侵的患者疗后软骨坏死的可能性大大提高,且放射治疗的局控率较差。喉软骨坏死的治疗惟有手术切除。喉水肿出现后可予雾化吸入,必要时加用抗炎,消肿、激素药物,喉水肿应在放疗后3月内消退,对超过半年仍不消退或逐渐加重者应注意肿瘤残留、复发或早期喉软骨坏死的危险,并采取相应的措施。

第四节　鼻咽癌

鼻咽癌是由于病毒感染、物理、化学致癌物反复损伤鼻咽黏膜上皮细胞引起慢性慢性咽炎,使鼻咽顶部、后壁和侧壁黏膜上皮细胞癌变,形成的恶性肿瘤,前壁极少发生。发病率占耳-鼻-咽-喉恶性肿瘤之首。发病年龄多为中年30~50岁,男性的发病率是女性的2倍;青少年也有少数发生。我国是鼻咽癌高发国之一,东南亚各国也是鼻咽癌的高发国。

一、流行病学

鼻咽癌具有明显的地理性差异,以中国华南地区及香港地区发病率最高,世界标化发病率可达20/10万以上,因此鼻咽癌又被称为“广东瘤”。国际癌症研究所(IARC)公布的GLOBOCAN 2008资料显示:全世界在2008年共发生84434例新病例和51586例死亡病例,世界标化发病率为1.2/10万,世界标化死亡率为0.8/10万;中国2008年共发生33101例新病例和20899例死亡病例,发病人数占全世界新病例的40%,世界标化发病率为2.1/10万,在我国恶性肿瘤发病率中排第10位。

鼻咽癌可发生在各个年龄组,但以30~60岁多见,占75%~90%,男女发病率之比为2~3.8:1。鼻咽癌流行病学具有以下特点:

1. 地域聚集性

在欧美大陆及大洋洲鼻咽癌较罕见,发病率大多在1/10万以下。世界范围内的高发区主要在:①中国南方以及东南亚的一些国家如新加坡、马来西亚、菲律宾、文莱是全球鼻咽癌最高发地区,其中又以珠江三角洲和西江流域的各县市,尤其是肇庆、佛山、广州等地最高发,发病率达34.01/10万(男)和11.15万/10万(女);②北美洲的美国阿拉斯加州和加拿大西部的爱斯基摩人,发病率为10/10万(男性)和4/10万(女性);③非洲北部和西北部的一些国家,发病率为3.4/10万(男性)和1.1/10万

(女性)。

2. 种族易感性

鼻咽癌发病具有明显的人种差异。在世界三大人种中,部分蒙古人种为鼻咽癌的高发人群,其中包括了中国华南地区及东南亚地区的中国人、泰国人、新加坡人及北美洲的爱斯基摩人,以中国人的发病率最高,黑种人次之,而白种人十分罕见。例如1988—1992 年期间美国洛杉矶的鼻咽癌发病率,白人为0.7/10 万,黑人为1.0/10 万,中国人则高达 9.8/10 万。高发区的居民迁居到低发区后仍保持着鼻咽癌的高发倾向。

3. 家族聚集现象

鼻咽癌发病具有家族聚集性,在全世界鼻咽癌高发人群中,均有鼻咽癌家族聚集现象,患者的一级亲属和二级亲属的发病率明显高于一般群体发病率,其原因可能与鼻咽癌的发病和遗传关系密切有关。中山大学附属肿瘤医院的资料显示,21.6%的鼻咽癌患者有肿瘤家族史,其中有鼻咽癌家族史者占 12.3%;Albeck 等报道,在格陵兰27%的鼻咽癌患者有肿瘤家族史,且主要集中在一级亲属中,大部分为鼻咽癌和腮腺癌。

二、病因病理

(一)病因

鼻咽癌特征性的地理学和人口统计学分布、发展趋向和移民中的发病模式,反映了鼻咽癌起因中遗传易感性、EB 病毒感染和环境因素(饮食和非饮食)之间的相互作用。

1. 遗传易感性

鼻咽癌的发病具有种族特异性和家族聚集现象。人类白细胞抗原(human leukocyte antigen,HLA)的表型和鼻咽癌的发病风险之间有相关性。有报道一些酶如GSTM1 和 CYP2E1 的基因多态性可以影响鼻咽癌的易感性。中山大学肿瘤防治中心通过对 32 个鼻咽癌高发家系的遗传连锁分析,把鼻咽癌的易感基因定位在 4p15.1 - q12 的 14cm 的区域。这是鼻咽癌研究的重大突破,为鼻咽癌易感基因的捕获提供了第一条重要线索。随后通过对散发鼻咽癌的全基因组扫描相关研究,发现 HLA 和其他三个基因(TNFRSF19、MDSI - EⅥ1 及 CDKN2A/2B)是鼻咽癌的易感基因,能显著影响鼻咽癌的发病风险。

2. EB 病毒感染

不管种族因素,EB 病毒感染与鼻咽癌的发病关系密切,已证明 EBV 对鼻咽癌的发生起重要作用。证据包括:①全部鼻咽癌细胞表达 EBV 的 DNA 或 RNA;②鼻咽癌患者血清中检测到的 EB 病毒相关抗体(如 VCA - IgA、EA - IgA),无论是抗体阳性率,还是抗体效价都比正常人和其他肿瘤患者明显增高,且其抗体效价水平与肿瘤负荷呈正相关,随病情的好转或恶化而相应地下降或升高;③EBV 呈克隆性附加体的形式,表明此病毒是克隆性增生之前进入肿瘤细胞内的;④鼻咽癌先兆区域中 EBV 阳性,正常的鼻咽上皮内呈阴性。因此,1997 年 IARC 认为已有足够证据证明 EBV 为Ⅰ类致癌物质,与鼻咽癌密切相关。但是,在致瘤过程中 EBV 的致癌作用发生相对较晚。

3. 环境因素

鼻咽癌发病的地区聚集性反映了同一地理环境和相似生活饮食习惯中某些化学因素致癌的可能性。近年的研究发现以下物质与鼻咽癌的发生有一定的关系:①高发区人群嗜食的咸鱼、腌肉、腌菜中亚硝酸盐含量非常高。腌制食品中的高浓度挥发性亚硝酸盐被认为是鼻咽癌发展中的假设性致癌物质。亚硝酸盐分解的产物主要为亚硝胺及其化合物。其中的二甲基亚硝胺和二乙基亚硝胺已被证实可诱发大白鼠鼻腔或鼻窦癌;②其他可能的环境因素包括吸烟、职业性烟雾、化学气体、灰尘、甲醛的暴露和曾经接受过放射线照射等。

(二)病理分型

2005 年 WHO 将鼻咽癌的病理类型分为三型:非角化性癌(分化型或未分化型)、角化性鳞状细胞癌和基底细胞样鳞状细胞癌。在鼻咽癌高发区,如香港,95% 以上属于非角化性癌,而在低发区,如美国,角化性鳞状细胞癌的比例高达 25% 。

三、临床表现

(一)鼻咽局部症状

1. 涕血与鼻出血

70% 的患者有此症状,其中 23.2% 的患者以此为首发症状来就诊。常表现为回吸性血涕,由于肿瘤表面的小血管丰富,当用力回吸鼻腔或鼻咽分泌物时,软腭背面与肿瘤表面相摩擦,小血管破裂或肿瘤表面糜烂、溃破所致。轻者表现为涕血,重者可引起鼻咽大出血。

2. 鼻塞

约占48%。鼻咽顶部的肿瘤常向前方浸润生长,从而导致同侧后鼻孔与鼻腔的机械性阻塞。临床上大多呈单侧性鼻塞且日益加重,一般不会出现时好时差现象。

3. 耳鸣与听力下降

分别占51.1%~62.5%和50%。位于鼻咽侧壁和咽隐窝的肿瘤浸润、压迫咽鼓管,造成鼓室负压,引起渗出性中耳炎所致。听力下降常表现为传导性耳聋,多伴有耳内闷塞感。

4. 头痛

约占初发症状的20%。确诊时50%~70%的患者伴有头痛。以单侧颞顶部或枕部的持续性疼痛为特点。其原因可能是肿瘤压迫、浸润颅神经或颅底骨质,或合并感染颅底骨膜受刺激,抑或是血管受刺激引起的反射性头痛。

(二)颅神经损害的症状

人体的12对颅神经均可受鼻咽肿瘤的压迫或侵犯,其发生率在确诊时为34%。根据不同颅神经受损会引起相应的症状,如视朦、复视、眼睑下垂、眼球固定、面麻、声嘶、言语障碍或吞咽困难等。鼻咽癌患者颅神经损伤部位主要发生在各条颅神经离颅(或更低)的部位,而非中枢性损害,临床上常见多对颅神经相继或同时受累,其中以三叉神经(发生率26.8%)、外展神经(发生率17.61%)、舌下神经(发生率13.14%)和舌咽神经(发生率11.0%)受累最多,而嗅神经、面神经和听神经受累较少。

鼻咽癌向上直接浸润和扩展,可破坏颅底骨质,或经颅底自然孔道或裂隙,侵入颅中窝的岩蝶区(包括破裂孔、颞骨岩尖、卵圆孔和海绵窦区),使第Ⅲ、Ⅳ、Ⅴ1、Ⅴ2和第Ⅵ对颅神经受侵犯,表现为上睑下垂、眼肌麻痹、三叉神经痛或脑膜受刺激所致颞区疼痛等(眶上裂综合症),若尚有第Ⅱ对颅神经受侵,表现为眶尖或岩蝶综合症。

当鼻咽癌扩展至咽旁间隙的茎突后区,或咽旁淋巴结转移向深部压迫、浸润时,可累及第Ⅸ、Ⅹ、Ⅺ、Ⅻ对颅神经和颈交感神经。同侧颈交感神经受到损害时表现为Honer's综合症(病侧睑裂变窄、瞳孔缩小、眼球内陷和病侧少汗或无汗)。

(三)颈部淋巴结转移

尽管只有18%~66%的病例因颈部肿块就诊,60%~87%的首诊患者体格检查发现有颈淋巴结转移,40%~50%的患者发生双侧颈淋巴结转移。淋巴结转移的部位最多见于颈深上二腹肌下淋巴结,其次是颈深中组淋巴结和副神经链淋巴结。

(四)远处转移

确诊时约有4.2%的患者已出现远处转移,以骨转移最常见,肺和肝转移次之。

患者可由于肿瘤转移所致的骨疼、骨折、咳嗽、血丝痰、胸痛、肝区痛等症状就诊。

四、辅助检查

(一)EB 病毒血清学检查

1. VCA - IgA 和 EA - IgA

鼻咽癌的发生与 EB 病毒感染密切相关,几乎 100% 的非角化性鼻咽癌患者血清中有抗 EB 病毒抗体存在。应用最广泛的是检测血清中 EB 病毒 VCA - IgA 和 EA - IgA。根据文献报道,这些抗体在鼻咽癌的阳性率为 69% ~93% 。

2. 血浆 EB 病毒游离 DNA 检测

大量研究证实 EB 病毒 DNA 分子是一种良好的鼻咽癌标志物,可以广泛应用于鼻咽癌的早期诊断、预后判断、疗效监测、临床分期等各个方面。利用定量 PCR 检测血浆 EB 病毒游离 DNA 的水平,其敏感性可高达 96% 。治疗前和治疗后 EBV DNA 水平和鼻咽癌的预后有明显相关性。因此,建议在治疗前检查、诊断以及治疗后随访中增加 EB 病毒 DNA 定量检测项目。

(二)间接鼻咽镜检查及内窥镜检查

1. 间接鼻咽镜检查

间接鼻咽镜检查是诊断鼻咽癌必不可少的最基本的最经济的检查手段。一般情况下,大多数病人可在间接鼻咽镜下窥视到鼻咽各壁的正常结构,或观察到鼻咽腔内有无肿块及鼻咽黏膜有无糜烂溃疡、出血坏死等异常改变。

2. 鼻咽内窥镜检查

内窥镜检查已经逐渐成为鼻咽部疾患的常规检查方法之一,可直视鼻腔及鼻咽腔内病变,尤其是位于咽隐窝深处和咽鼓管咽口处的细微病变,并可以直接钳取活检。

(三)原发灶及颈部淋巴结活检病理检查

鼻咽癌患者应尽量取鼻咽原发灶的组织送病理检查,在治疗前必须取得明确的组织学诊断。一般采用经鼻咽内窥镜直视下进行活检取得病理。鼻咽重复活检病理阴性或当患者仅有颈部淋巴结肿大而原发灶无法获得明确病理诊断才考虑颈部淋巴结的活检。

(四)影像学检查

1. 增强 MRI 和 CT 检查

增强 MRI/CT 检查可清楚地显示鼻咽腔内病变及其侵犯的部位、浸润的范围以及了解淋巴结、骨、肺和肝的转移情况。MRI 较 CT 的软组织分辨率较高，能较早地显示肿瘤对骨质的浸润情况，且能同时显示横断面、冠状面和矢状面的图像，因而 MRI 在鼻咽癌的诊断及了解病变侵犯范围较 CT 更有价值。鼻咽癌的 MRI 扫描序列通常要求包括：横断面及冠状面 T_2加权序列、横断面 T_1加权平扫序列、横断面及冠状面 T_1加权对比增强抑脂序列、矢状面 T_1加权平扫及对比增强。

2. 胸部正侧位 X 线平片

胸部正侧位 X 线平片是排除肺部及纵膈淋巴结转移的基本检查方法。

3. 超声影像检查

彩色多普勒超声对颈部转移淋巴结的诊断符合率约为 95% 左右，高于 MRI 和 CT 的结果。腹部超声检查有助于发现腹部有无淋巴结转移及脏器转移。

4. 放射性核素骨显像(ECT)

ECT 对鼻咽癌骨转移有较高的诊断价值，其灵敏度较高，一般比 X 线早 3 ~6 个月发现骨转移。值得注意的是，ECT 缺乏特异性，存在一定的假阳性，如曾有骨外伤史或骨炎症者，ECT 也会显示放射性浓聚病灶，因此，ECT 的诊断应综合病史、查体、X 线平片或 CT/MRI 等考虑。

5. 正电子发射计算机断层显像(PET/CT)

PET 是一种功能显像，可提供生物影像的信息，并可与 CT 图像进行融合形成 PET/CT 的图像，有助于发现原发灶、颈转移淋巴结及远处转移灶。台湾长庚纪念医院的研究结果显示 PET/CT 在诊断骨转移及肺转移较常规检查敏感，在肝转移和 B 超相当，PET 诊断远处转移的敏感性高达 100%，特异性为 96.9%。Yen 等报道用 PET 检测 M0 患者发现隐匿性远处转移发生率很高。140 例连续收治的通过常规检查临床分期为 M0 的鼻咽癌患者，18 例(12.8%)发现远处转移，纵隔淋巴结为最常见部位，肺、肝、骨次之。临床中对 N2 -3 患者可考虑进行 PET/CT 检查。

五、诊断及鉴别诊断

(一)诊断

根据患者的症状和体征、头颈部体格检查、实验室检查、鼻内窥镜检查、影像学检查及活检组织病理检查可作出诊断。完整的诊断应包括鼻咽癌的部位、组织学病理分型和临床分期，例如鼻咽左侧壁未分化型非角化性癌 $T_3N_2M_0$ Ⅲ期。

（二）鉴别诊断

1. 恶性淋巴瘤

起源于鼻咽的淋巴组织，一般为中、高度恶性的 NHL。临床表现以鼻咽症状或颈部肿物为主，但与鼻咽癌相比，头疼与颅神经麻痹的症状少见。患者多伴有全身多处淋巴结肿大，如颈部、腋下、腹股沟、纵隔等部位淋巴结肿大，及发热、肝脾肿大等全身症状和体征。鼻咽部肿块常表现为黏膜下球形隆起，光滑，少有溃疡坏死，颈部淋巴结质地较软，或中等硬度呈韧性感，单个或多个融合为分叶状，但活动度较好。确诊主要依靠病理活检。

2. 鼻咽纤维血管瘤

是鼻咽部最常见的良性肿瘤。该病好发于青少年，尤以男性多见，常见的症状为鼻咽反复出血，常无淋巴结肿大，少见头痛和颅神经症状。镜下可见鼻咽部圆形或分叶状肿物，表面光滑而血管丰富，呈暗紫红色，触之质韧，极易出血。CT/MRI 增强扫描或 MRA 可确诊。临床上一旦怀疑为鼻咽纤维血管瘤，钳取活检时应慎重，以免大出血。应在手术室活检或整体肿物切除手术，术后病理检查确诊。

3. 鼻咽结核

多见于青年人。鼻咽结核病变常位于顶壁、顶后壁，呈糜烂、浅表溃疡或肉芽样小结节，表面分泌物多。颈部肿大淋巴结质较硬，常与周围组织粘连，有时有触痛。常伴有午后低热、乏力、盗汗等全身症状，多无头疼及颅神经麻痹症状。可同时有其他结核病灶或既往结核病病史。临床与鼻咽癌鉴别较为困难，确诊依赖于病理检查。

4. 颅底脊索瘤

脊索瘤是由胚胎发育时残存的脊索发生的肿瘤，位于中线骨骼部位。发生于颅底斜坡者约占全部脊索瘤的 1/3。以 30～50 岁多见，男性多于女性。脊索瘤的特点属于低度恶性，生长慢，以局部侵袭性生长为主，可有溶骨性破坏。临床表现以头疼、颅神经麻痹及中线部位的颅底骨质破坏为特征。肿瘤向颅内生长，亦可向下侵至鼻咽顶或顶后壁，呈现黏膜下肿物隆起，颈部无肿大淋巴结。CT/MRI 检查有助于诊断，经鼻腔肿物活检或立体定向穿刺活检可明确诊断。

5. 鼻咽囊肿

鼻咽潴留性囊肿好发于鼻咽顶壁，一般直径较小，表现为圆形肿物，表面光滑、半透明，一般根据外观即可确诊。用活检钳压迫时有波动感，活检时可有乳白色液体流出。

6. 鼻咽增生性病变

多为顶壁、顶后壁单个或多个淋巴滤泡样小结节，无溃疡坏死，黏膜光滑可伴有充血。无头疼和颈部淋巴结肿大，在诊断困难时则依靠病理确证。

7. 腺样体增殖

腺样体在儿童和青少年常见，随着年龄的增长逐渐萎缩，但也有部分人萎缩不完全。典型的腺样体见于青少年，在鼻咽顶壁有几条纵形脊隆起，两隆起之间呈沟状，表面光滑呈正常黏膜色泽，常易于辨认，无需活检。当合并感染时，可明显肿大成结节状，有脓性分泌物。可局部冲洗抗炎观察，个别患者需行活检排除鼻咽癌。

六、治疗

（一）治疗原则

放射治疗是鼻咽癌的主要治疗手段，早期病例单纯放疗可以取得很好的疗效。对于中晚期患者，以同时期放化疗为主的综合治疗已成为目前标准治疗模式。治疗前的评估项目包括血常规、血型、尿常规、生化常规、肝炎十项、USR、HIV 抗体、VCA－IgA、EA－IgA、EBV DNA 拷贝数、鼻内窥镜检查及活检、鼻咽和颅底至锁骨增强 MRI 和（或）CT、胸部正侧位片、腹部超声、骨 ECT、心电图及口腔检查等。Ⅲ～Ⅳ期患者建议胸腹部增强 CT 或 PET/CT 检查。根据不同的 T、N 组合，鼻咽癌的治疗原则如下：

$T_{1-2}N_0M_0$患者：鼻咽根治性放疗和颈部的预防性放疗。

$T_{1-2}N_1M_0$患者：选择单纯根治性放疗或同时期放化疗 ± 辅助化疗。

$T_{1-4}N_{2-3}M_0$和 $T_{3-4}N_{0-1}M_0$患者：推荐同时期放化疗 ± 辅助化疗的治疗模式（1 类证据）；诱导化疗加同时期放化疗亦可以作为一种治疗选择（3 类证据）。

放射治疗技术：由于 IMRT 技术的使用可以明显地提高鼻咽癌的疗效以及更好地保护其周围的正常组织，提高长期存活患者的生存质量，尽可能采用 IMRT 作为鼻咽癌的主要放疗技术。

（二）放射治疗

1. 放疗适应证与禁忌证

鼻咽癌患者除有明显的放疗禁忌证，都可以予以放射治疗，但应根据患者具体的情况，进行根治性或姑息性放疗。出现以下情况的患者不适宜放疗：一般情况极差，有严重的难以缓解的合并症；多发性远处转移致恶液质；同一部位多程放疗后肿瘤未控、复发或再转移；需再放疗的部位已发生明显严重后遗症。

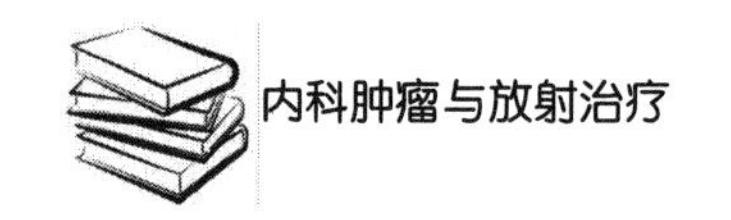

2. 靶区的确定与勾画

(1)肿瘤区(gross target volume,GTV)

是指临床检查和各种影像学技术能够发现的肿瘤,包括原发灶和转移淋巴结(和远地转移灶),是个临床解剖学概念。鼻咽癌的 GTV 包括鼻咽原发肿瘤、咽后淋巴结和所有的颈部转移淋巴结。一般采用下标来定义原发灶和转移淋巴结,鼻咽大体肿瘤区(GTVnx):临床检查发现及影像学检查显示的鼻咽肿瘤及其侵犯范围。颈部大体肿瘤区(GTVnd):临床触及和(或)影像学检查显示的颈部肿大淋巴结。MRI 颈部转移淋巴结诊断标准:①横断面图像上淋巴结最小径≥10mm;②中央坏死,或环形强化;③同一高危区域≥3 个淋巴结,其中一个最大横断面的最小径≥8mm;④淋巴结包膜外侵犯;⑤咽后淋巴结:最大横断面的最小径≥5mm。

(2)临床靶区(clinical target volume,CTV)

是一个临床解剖学概念,根据 ICRU62 号报告,它是根据 GTV 的大小和范围,以及肿瘤的生物学行为来确定的。头颈部肿瘤的病理研究表明,在肉眼可见肿瘤区域(GTV)周围,通常肿瘤细胞密度较高,其密度接近于 GTV 边缘的肿瘤细胞密度,而向外周扩展时肿瘤细胞密度则逐渐降低(通常大约在 GTV 周围 1cm 范围内);其次,鼻咽黏膜下丰富的毛细淋巴管网,使肿瘤极易沿黏膜下扩展,即使肿瘤局限于一侧壁,对侧壁仍存在一定的受侵几率。莫浩元等对 50 例临床检查及 CT 扫描显示肿瘤不超过中线的鼻咽肿瘤行多点活检,结果顶后壁和对侧隐窝的阳性率为 44% 和 18%。由此可见,GTVnx 及其周围 0.5～1.0cm 的区域和整个鼻咽黏膜下 0.5cm 的范围存在微小病灶的几率极高,应给予较高的照射剂量。此外,长期的临床研究还发现,斜坡前部、颅底、咽旁和咽后间隙、翼腭窝、蝶窦、鼻腔和上颌窦后 1/3 等和颈部淋巴结亦为鼻咽癌较易侵犯和转移的部位,即使肿瘤局限于鼻咽腔内,这些部位也应包括在照射范围内并给与预防剂量。因此,在划分 CTV 时,将存在微小病灶几率极高的范围命名为 CTV1(高危区),将 CTV1 外较易侵犯的区域与 GTVnd 及所在淋巴结引流区和转移可能性较高(需预防照射)的颈部阴性区域遵循鼻咽与上颈部作为统一连续靶区的原则统一连续勾画并命名为 CTV2。

(3)计划靶区(planning target volume,PTV)

主要为了补偿器官和患者移动、摆位以及系统误差所产生的影响,保证 GTV 及 CTV 受到处方剂量的照射而设置。CTV 基础上外放一定范围(margin),CTV + "margin"即为 PTV。在鼻咽癌,由于头颈部受呼吸、心跳等的影响较小,治疗过程中靶器官运动相对较小。Margin 主要是摆位误差和系统误差。各中心需根据自己实际情况确定“margin”。

3. 常规二维放射治疗

(1)照射野设计

鼻咽癌外照射的基本射野:应用低熔点铅挡块面颈联合野的等中心照射技术。第一段采用面颈联合野 + 下颈前野,予 34 ~ 36Gy;第二段采用面颈联合缩野(避开脊髓) + 颈后电子线野 + 下颈前野(或采用双耳前野 + 双颈或半颈前野),予 14 ~ 16Gy,使鼻咽中心和颈部剂量达到 50 ~ 52Gy;第三段设双耳前野(18 ~ 20Gy) + 颈局部电子线野(10 ~ 20Gy),使鼻咽中心剂量达 68 ~ 70Gy,颈部淋巴结转移灶局部达 60 ~ 70Gy。若疗程结束时鼻咽肿瘤残留可加第四段针对肿瘤残留区局部野,予 8 ~ 10Gy。该技术具有以下优点:遵从全靶区照射的原则;按照靶区形状设计照射野,较好地保护了相邻的正常组织;使咽旁间隙及上颈部得到充分的照射剂量;避免了面颈分野造成剂量的“热点”落在后组颅神经出颅点;照射时采用同一体位,摆位重复性好等。

面颈联合野 + 面颈部联合缩野 + 颈部后电子线野 + 下颈部前野应作为常规鼻咽癌放射的基本设计野方案。在此基础上,仍必须根据患者的具体情况进行合理的个体化设计,达到提高肿瘤控制率,改善生存质量的要求。为全面合理覆盖靶区,可根据具体情况加用辅助野以提高靶区剂量。常用辅助野:鼻前野、颅底野、筛窦野、咽旁野和颈部小野。

(2)处方剂量

鼻咽癌最常用的剂量分割方法是每周连续照射 5 天,1 次/天,分割剂量 1.8 ~ 2.0Gy/次。根治量原发灶区给予 70 ~ 72Gy,受累淋巴结给予 60 ~ 70Gy,预防剂量给予 50 ~ 54Gy。

4. 调强放射治疗(IMRT)

(1)IMRT 治疗鼻咽癌的效果

IMRT 在剂量学和放射生物效应方面较传统放射治疗技术更具优势,它能最大限度地将放射剂量集中在靶区内以杀灭肿瘤细胞,并使周围正常组织和器官少受或免受不必要的放射,从而提高放射治疗的增益比,已成为鼻咽癌放射治疗的首选。美国加州大学 2002 年率先报道了应用 IMRT 治疗 Ⅰ ~ Ⅳ期鼻咽癌患者 67 例,中位随访时间 31 个月,4 年局部控制率、无远处转移生存率和总生存率分别为 97%、66% 和 88%。随后国内外其他肿瘤中心也分别报道了鼻咽癌 IMRT 的临床结果。这些临床研究的入组病例大多为中晚期鼻咽癌,结果显示,局部控制率、区域控制率大多在 90% 以上,总生存率也获得了较好的疗效,但无远处转移生存率仍不够理想,远处转移成为治疗失败的主要原因。中山大学肿瘤防治中心的512例接受IMRT和764例常规二维治疗的鼻咽癌病人资料的回顾分析显示IMRT的局部控制率较常规放疗明显提高，特别是T_1的病人(5年无局部复发生存率100% vs 94.4%；$p=0.016$)。

(2)IMRT对正常组织的保护作用

IMRT通过降低腮腺、颞叶、听觉结构和视觉结构的照射剂量，在降低鼻咽癌的远期毒性方面起到显著作用。IMRT对腮腺功能的保护作用已经明确，尤其在早期鼻咽癌中。Pow等比较了IMRT和常规放射技术对早期鼻咽癌治疗后涎腺功能的影响。放疗后12个月随访时发现，在IMRT组，刺激性全唾液流量、刺激性腮腺唾液流量至少恢复25%以上的患者分别占50%和83.3%，而常规放射技术组仅有4.8%和9.5%。

(3)IMRT靶区勾画的原则

因为IMRT的剂量分布高度适形，所以准确勾画靶区就成为调强放射治疗过程的关键。鼻咽癌放疗的靶区各治疗中心均遵循ICRU 50号及62号报告的标准确定。GTV的勾画相对较易，且争议较少。CTV根据GTV的范围及鼻咽癌的生物学行为确定，而非简单地将GTV均匀地外放一定边界。界定CTV有较大难度，目前主要参照原来常规照射的经验，国内外各肿瘤治疗中心界定的CTV范围大同小异。Liang等对943例初治鼻咽癌患者的MRI影像的研究，发现鼻咽癌有从邻近到远处的局部扩散趋势，所以，选择性的照射鼻咽邻近区域，个体化勾画CTV是合理的，可以在保证局部控制率的前提下，更好的保护鼻咽周围的正常组织。

5. N_0期鼻咽癌的颈部预防照射

鼻咽癌的颈部淋巴结转移率高，约为70%～80%，且基本遵循沿着颈静脉链自上而下转移的规律，跳跃性现象少见。由于鼻咽癌颈部转移的高风险，对颈部淋巴结阴性的病例应行颈部预防照射。香港Lee等报道接受颈部预防照射的384例临床颈淋巴结阴性病人有11%发生区域失败，而未行预防照射的906例病人有40%发生区域失败。这项研究强烈支持对颈部淋巴结临床阴性病例行颈部预防照射。

目前鼻咽癌患者普遍行颈部MR或CT检查，能发现临床上不能触及的转移淋巴结。目前多数作者报道对于N_0的病人，在环状软骨水平以上预防照射和全颈部照射的区域控制率和远处转移率并无显著性差别。因此，对于临床及影像学诊断为N_0的患者，可仅进行上颈部的预防性照射。

第五节 鼻腔及鼻窦恶性肿瘤

本病是我国常见的头颈部恶性肿瘤，占耳鼻咽喉恶性肿瘤的20.3%。以上颌窦癌为最多见，其次为鼻腔、筛窦、额窦、蝶窦。

一、病理学

1. 鳞状细胞癌

占绝大多数。肿瘤可以从上颌窦进入鼻腔、筛窦，穿过眶下裂入眼眶，侵犯前壁到颊部软组织，或通过牙孔侵犯腭部或齿槽突，然后进入龈颊沟。亦可穿破硬腭而侵入口腔。筛窦癌可以直接扩展进入眼眶、鼻腔和蝶窦，而重要的是通过筛板进入前颅窝。5%～10%的病人有淋巴结转移，多数先转移至颌下淋巴结，然后至颈内静脉淋巴结链。甚少远处转移，最常见部位是腹腔内脏，肺、骨。

2. 腺癌

包括小涎腺来源肿瘤。腺癌与鳞状细胞癌一样有相似的骨破坏和临床症状及过程。以腺样囊性癌居多，好发于鼻腔上部，主要向眼眶及筛窦扩展，较常有血管侵犯而易于远处转移，肿瘤可沿着眶下神经、上颌神经、腭大神经和蝶腭孔广泛侵犯，也可以通过嗅神经扩延至颅内和后部的牙神经进入翼腭间隙，晚期可破坏骨壁而侵入鼻腔及颅底。

3. 恶性黑色素瘤

多见于鼻中隔或中、下鼻甲，常向上颌窦扩展或突出鼻外。常表现为灰、蓝色或黑色息肉状肿块，常伴有周围卫星灶和颈部淋巴结转移。约20%发生颈淋巴结转移，多数先转移至颌下淋巴结，然后至颈内静脉淋巴结链。远处转移较为多见。

4. 嗅神经母细胞瘤

肿瘤发生于鼻腔上部，源于神经脊干细胞的嗅觉细胞。该肿瘤有20岁和50岁左右两个发病高峰。在20岁左右发病组里局部复发率低而远处转移率较高；在50岁左右发病组里则相反。肿瘤生长慢，较大时常会累及筛板。临床分期为三组：A期为肿瘤限于鼻腔；B期肿瘤累及一个或多个副鼻窦和C期肿瘤超出这些范围。

5. 其他恶性肿瘤

还有：成骨肉瘤，淋巴网状细胞肿瘤，恶性纤维组织细胞瘤。

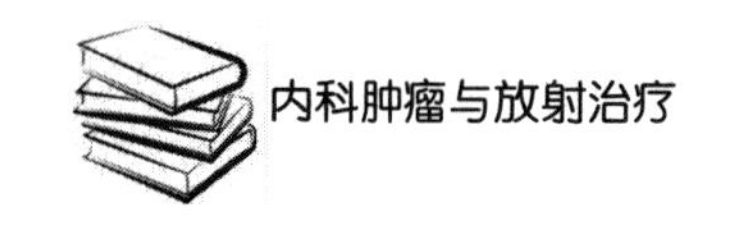

二、临床表现

临床症状的产生随肿瘤的部位,侵犯范围及组织破坏程度不同而有差异。主要分为肿瘤占位产生的挤压堵塞症状和侵犯破坏产生的神经功能障碍两类。

1. 鼻腔癌的临床表现

反复出现血性分泌物和鼻腔肿块可为较早期症状,疼痛亦偶可见于较早期。鼻阻塞为最多见的症状,肿瘤体积较大时出现。由于肿瘤压迫可继发鼻泪管阻塞而致流泪,或合并泪囊炎、额窦炎及上颌窦炎等症状和鼻外形改变及眼球移位。

2. 上颌窦癌临床表现

早期较少出现症状。多数病人在就诊时,症状表明已是晚期。面部肿张常是病人最早出现的症状。其次为颅面疼痛,鼻塞。以上三个症状是上颌窦癌最常出现的症状。其他症状:包括鼻衄,脓涕,眼球移位,面部麻木,开口困难,牙齿松动等,甚至出现耳鸣,听力减退等肿瘤侵犯鼻咽部的症状。

3. 筛窦恶性肿瘤临床表现

早期症状少见,可仅有单侧鼻腔少量血性鼻涕。以后肿瘤发展可以出现鼻塞,眼球移位、突眼,复视,视力减退,颅眶疼痛,鼻部变形伴溢泪。

三、诊断要点

1. 临床症状与体征

鼻部症状:鼻塞、鼻衄、血性恶臭脓涕、嗅觉减退等。

眼部症状:突眼,眼部活动受限、复视、泪溢、上睑下垂,视力减退甚至全盲。

口腔症状:多见上颌牙齿麻木、酸胀、松动、脱落或疼痛,硬腭下塌、穿孔,张口困难等。

鼻及面颊部隆起,肿瘤发展成瘘。

耳部症状:肿瘤向后侵入鼻咽可至耳鸣、耳聋、中耳炎。

颅神经症状:侵犯眶下神经至一侧面麻,侵犯颅内或眶尖可致第Ⅱ、Ⅲ、Ⅳ、Ⅴ、Ⅵ颅神经功能障碍。

2. 影像学诊断

CT 或 MRI 检查可显示占位性病变。

3. 病理学诊断

经上颌窦穿刺,或内窥镜下活检,或鼻窦探察手术取得组织病理学诊断。

四、治疗

（一）治疗选择

1. 手术治疗

对早期可采用单纯手术的方法，中晚期以上病变均需采用手术联合放射治疗的综合治疗。

2. 放射治疗

低分化癌和未分化癌者，单纯放疗即有满意疗效；对于中晚期的鼻腔、鼻窦恶性肿瘤，放射治疗可使病灶缩小，有利于手术完整切除肿瘤，减少局部复发机会并有助于器官如眼球的保存。鼻腔、鼻窦的恶性黑色素瘤及胚胎性横纹肌肉瘤等较原发于躯干者对放射治疗敏感，在放射治疗 + 手术综合治疗的基础上辅以化疗可以取得较好的疗效。

3. 化学治疗

对有较高转移倾向的恶性肿瘤如分化较差的癌、肉瘤、恶性黑色素瘤及嗅神经母细胞瘤等，除放射治疗和手术治疗外，应辅以化学治疗，有助于减少远处转移发生率。对于局部晚期的上颌窦癌行顺铂为主的局部动脉灌注化疗 + 放疗 + 手术的方法也是治疗的选择之。

（二）放射治疗

1. 放射治疗原则

鼻腔、筛窦、上颌窦因其解剖关系密切，肿瘤极易侵及邻近结构，因此照射野不宜过小，应包括临床检查及影像学检查发现的受累范围及可能侵及的高危区；对晚期鼻腔鼻窦癌或病理类型为低分化和未分化癌者，应行同侧上颈的预防性照射；对病变超越中线者，应行双侧上颈的预防性照射；对上颈部已发生颈部淋巴结转移者，应行上颈的治疗性照射和下颈的预防性照射。

2. 放疗前准备

疗前增强 CT 或 MRI 检查，确定肿瘤范围。

血常规及肝肾功能、血糖检查，必要时心电图检查。

伴上颌窦有阻塞性炎症者可经下鼻道行穿刺引流脓液。

口腔处理：包括拔除残根、龋齿充填等。

3. 放射治疗技术

CT 模拟定位：取头颈过伸位，以利颌顶方向非共面射野和颈部照射野的设置；张口含塞以利保护口腔;双眼上视以利保护晶体和角膜。热塑膜面罩头位固定法。扫描范围上界自头顶,如不需照射颈部下界至中颈,如需照射颈部下界至锁骨头下。扫描层厚眶上至下齿范围3mm,其他范围5mm。

靶区确定:应包括窦腔、骨壁及腔外肿瘤外1～2cm的范围,鼻腔肿瘤应包括同侧筛窦、上颌窦内侧2/3及对侧鼻腔1/2的区域,对于肿瘤靠近后鼻孔者,需包括部分鼻咽腔甚至咽后壁。

射野设计:常采用前野加侧野用楔形板照射;视肿瘤向后鼻孔及鼻咽腔侵犯的情况,决定是否加用对侧野以改善鼻腔鼻咽部的剂量分布;肿瘤侵犯前组筛窦时,可将侧野中角膜和晶体的部分予以保护,前组筛窦剂量不足采用电子线垂直照射补量;当上颌窦癌侵犯前壁并向皮下组织和皮肤浸润时,可用组织补偿膜提高局部皮肤剂量。

放射剂量:亚临床灶和术前放疗剂量为60Gy/6W,根治剂量为70Gy/7W,术后放疗剂量根据肿瘤是否完整切除,给予60～70Gy/6～7W不等剂量。

4. 放疗注意事项

除在照射技术上尽量保护角膜和晶体外,还应注意眼睛的护理,视情况予使用眼药水和眼药膏。

鼻腔使用油性滴剂,减少鼻腔黏膜干燥、糜烂所致出血。

嘱患者尽量不拔牙,需拔牙者,应将放疗史告知牙科医生,积极应用抗生素,预防颌骨骨髓炎的发生。

第六节　涎腺癌

唾液腺恶性肿瘤主要发生在腮腺,其次是颌下腺,舌下腺及小唾液腺发生率较低。

一、病理

病理上分为低度至中度恶性和高度恶性两组。前者包括腺泡细胞癌、分化好的腺癌和粘液表皮样癌,局部浸润率低、淋巴结转移和远处转移较少;后者包括分化差的粘液表皮样癌、恶性混合瘤、鳞状上皮癌、、未分化癌、腺样囊性癌和腺癌,常局部广泛浸润、淋巴结转移和远处转移率高,预后差。

二、诊断要点

常见症状:局部有无痛或疼痛肿块,质偏硬,活动或固定,可有神经侵犯,出现患侧

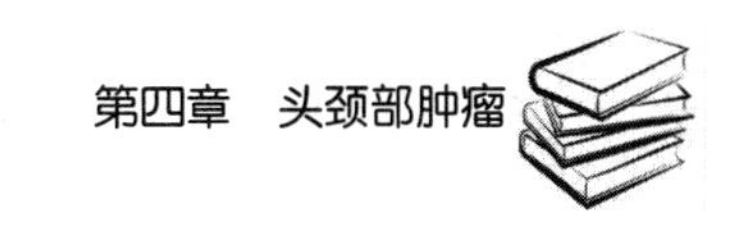

面瘫、伸舌偏斜等症。

诊断性检查：除临床检查外，可选用B型超声波、碘油造影、99mTc放射性核素扫描、CT扫描，但对良恶性肿瘤的鉴别有限。细针吸取细胞学检查有重要参考价值，手术标本病理确诊。

三、治疗

（一）治疗原则

低度恶性涎腺肿瘤常采用单纯手术治疗；治疗时已有远处转移、拒绝手术或手术禁忌者采用单纯放射治疗；无手术指征的巨大或广泛侵犯周围组织的唾液腺恶性肿瘤可采用姑息性放疗。

对能手术的涎腺癌，一般不作术前放疗。

高度恶性涎腺肿瘤术后应加放疗。

术后放疗的指征：

高度恶性涎腺肿瘤；中晚期病人，除非手术非常彻底，一般应加术后放疗，可明显提高疗效；手术后复发病人挽救性手术后：此类病人术后复发率高，一般没有再次手术机会应手术后放疗；手术无瘤原则不够，如切破肿瘤或有肿瘤残留；手术病理报告有切缘阳性或肿瘤近切缘（<5mm）、骨或软骨侵犯、神经或大血管及周围侵犯、1只以上淋巴结转移、淋巴结囊外癌侵犯或淋巴管内见癌栓。

（二）放疗技术

靶区范围：腮腺肿瘤应包括腮腺床、同侧咽腭间隙和乳突，颌下腺、舌下腺肿瘤应包括口底；如病理类型为腺样囊性癌，还应包括有关脑神经通道上达颅底，常见为面神经下颌神经及分支；如有淋巴结转移，应包括颈部放疗。

放疗技术和剂量：原发灶采用光子－电子线复合射线照射或一对楔形滤片成角照射，有条件者以TPS优化制定放疗计划，单纯放射治疗照射剂量65～75 Gy，加照颈部者，切线40Gy加侧照20～30Gy；术后放疗无肉眼肿瘤残留时照射55～60Gy，有肿瘤残留时，按肿瘤大小照射60～75Gy/6.5～8W；姑息放疗局部照射60～65Gy/6～7W。

（三）放疗注意事项

成角照射时注意头位，防止照射到对侧眼睛。

第七节　耳部恶性肿瘤

本病约占耳鼻咽喉肿瘤的4.4%，其中以中耳癌及外耳道癌为多见，男性患者是女性患者的3.59倍。

一、诊断要点

临床症状与体征：外耳道或中耳肿块。局部疼痛不适，耳部血性分泌物、听力减退、面瘫、眩晕等。

影像学诊断：CT或MRI能显示外耳道或中耳占位以及邻近骨质的破坏情况。

病理学诊断：通过行外耳道或中耳新生物的活检可帮助明确病理学诊断。

二、治疗

（一）治疗选择

1. 手术治疗

腺样囊性癌、耵聍腺癌、恶性黑色素瘤、肉瘤等对射线欠敏感，对早期病例应行局部扩大的根治手术；中晚期采用放射与手术综合治疗，一般采用术前放疗，以利于手术完整切除肿瘤；如术中未能彻底切除肿瘤，可作术后放疗。

2. 放射治疗

一般用放射治疗或放射与手术综合治疗；无法切除者，放射治疗仍可取得姑息治疗的效果。

3. 化学治疗

为放疗或手术的辅助手段，对晚期病例的姑息治疗可助缓解症状，对分化差或未分化的肿瘤可预防远处转移。

（二）放射治疗

1. 放疗前准备

疗前增强CT或MRI检查，确定肿瘤范围。

血常规及肝肾功能、血糖检查，必要时心电图检查。

听力学检查，包括电测听和声阻抗检查，了解非患肿瘤耳的听觉功能情况，充分考虑放疗后患者可能面临的听觉功能状况。

2. 放射治疗技术

CT 模拟定位：热塑膜面罩头位固定，扫描范围上界自头顶，如不需照射颈部下界至中颈，如需照射颈部下界则至锁骨头下。扫描层厚颞骨范围 3mm，其他范围 5mm。

靶区确定：以影像所见肿瘤范围定义 GTV，外耳道肿瘤 CTV 内侧应包括中耳、下部包括邻近部分腮腺、后部包括邻近部分乳突腔、前方包括 1/2 颞颈关节囊、上方包括中颅窝底，如肿瘤有腔外侵犯，则 CTV 应包括肿瘤外 1～2cm 的范围；中耳肿瘤的 CTV 应包括肿瘤外 1～2cm 的范围。

放射剂量：术前放疗剂量 60Gy，单纯放射治疗照射 70Gy。

3. 放疗注意事项

耳部肿瘤如伴有炎症溢脓，应予同时局部抗炎治疗，包括 3% 双氧水清洗脓液，并点滴抗生素耳滴剂。

已行外耳道肿瘤切除，并行耳道皮瓣移植而行术后放疗者，应注意移植皮瓣的存活情况，防止射线导致的移植皮瓣坏死。

第八节 甲状腺癌

本病发病率不高，女性病人多于男性病人，发病高峰年龄为 20～40 岁。甲状腺癌主要为淋巴道转移，有时可转移到纵隔淋巴结。

一、病理

甲状腺癌分为乳头状腺癌、滤泡状腺癌、髓样癌和甲状腺未分化癌。乳头状甲状腺癌，最为多见，约占 70%；滤泡状腺癌次之，约占 15%～20%；髓样癌和甲状腺未分化癌各占 5%。乳头状腺癌易于较早地向局部和区域性淋巴结转移，但血行转移则较晚。滤泡状甲状腺癌局部淋巴结转移少见，但具易于血行转移，多转移至肺、扁平骨、脑、肝和皮肤。髓样癌起源于甲状腺滤泡旁细胞，主要分泌降钙素和产生淀粉样物质颈部淋巴结转移多见，晚期发生血行转移，主要转移至肺。甲状腺未分化癌是一组高度恶性的肿瘤，常常伴有淋巴结和血行转移，但由于肿瘤生长迅速，致死原因常为局部肿瘤压迫气管和食管。

二、临床表现

甲状腺癌有时表现为单个结节状肿物，与良性病变十分相似；有时则表现为浸润性生长的坚硬肿块。若肿瘤生长极为迅速，则未分化癌的可能性大。甲状腺髓样癌有时伴有长期腹泻。有时患者以颈部淋巴结肿大就诊。肿瘤向外侵犯还可出现声音嘶哑、呼吸困难等症状。

三、诊断要点

1. 临床症状与体征

颈前肿块，早期能随吞咽上下移动，晚期肿块固定出现临近器官压迫症状，如声音嘶哑，吞咽不适，呼吸困难等。

2. 影像学诊断

同位素扫描，CT 或 MR 检查能显示甲状腺占位病灶以及与邻近组织的关系。

3. 病理学诊断

通过手术切除或细针穿刺明确病理学诊断，以乳突状癌为最常见，其次是虑泡状癌，髓样癌和高度恶性的未分化癌较少见。

四、治疗

（一）治疗选择

1. 手术治疗

手术切除是首选的治疗方式，不论病例类型如何，只要有指征就应尽可能地手术切除。根据病人具体情况选择次全切除或全切除术。

2. 放射治疗

适用于手术时肿瘤有残留、术后颈部淋巴结转移、局部复发，患者不愿再手术或无法手术的患者。

3. 同位素治疗

对具有高吸碘功能的病例，其术后有微小的残留灶或复发转移灶可行碘 - 131 治疗。

（二）放射治疗

1. 放疗前准备

增强 CT 或 MR 检查，确定肿瘤范围；

血常规及肝肾功能检查，甲状腺素检查，血清钙检测对于髓样癌具有特异性；甲状腺放射性同位素扫描。

2. 放射治疗技术

照射野:原则上细胞病理分化好的甲状腺癌用包括原发灶的小野;细胞病理分化差的癌用大野,包括原发灶和颈部淋巴结引流区。未分化癌应包括原发灶和颈部淋巴结引流区以及上纵隔淋巴结。采用 60Coγ 线或 4 - 6MeV X 线和电子线的混合射线照射,或一对成角楔形斜野照射。

模拟定位:热塑面罩固定头部。

①普通模拟定位:上解至舌骨水平,下界根据病灶累及的范围而定。对未分化癌,上界至下颌骨下缘上 1cm,下界至气管分叉水平。

②CT 模拟定位:扫描范围应根据原发病灶的具体范围而定。微小病灶扫描的层厚 3mm,其他范围 5mm。

靶区确定:根据 CT 或 MR 确定 GTV,根据淋巴结引流和病理确定 CTV,肿瘤有外侵,则 CTV 应包括肿瘤外 1 ~2cm 的范围。

放射剂量:照射剂量以 50 ~55Gy/5 -6W 为宜。如肿瘤残余范围较大,则宜提高剂量达 65 ~70Gy/6.5 ~7.5W。脊髓剂量 40Gy。

3. 放疗注意事项

对有肉眼残留的病例,伤口愈合后应尽早开始术后放疗。

注意保护颈部皮肤,减少衣领的摩擦,适当使用放疗皮肤保护剂。

一旦大范围的甲状腺组织破坏和大量甲状腺素进入血液循环后,会出现暂时性的甲状腺功能亢进的表现,注意处理。

甲状腺功能低下者,术后甲状腺片须长期服用。